# 过目难忘的病例

日本《胃与肠》编委会　编著

《胃与肠》翻译委员会　译

北方联合出版传媒（集团）股份有限公司

辽宁科学技术出版社

Authorized translation from the Japanese Journal, entitled
胃と腸　第55巻 第9号
一度見たら忘れられない症例
ISSN：0536–2180
編集：「胃と腸」編集委員会
協力：早期胃癌研究会
Published by Igaku–Shoin LTD., Tokyo Copyright © 2020

Simplified Chinese Characters published by Liaoning Science and Technology Publishing House, Copyright © 2024.

© 2024，辽宁科学技术出版社。
著作权合同登记号：第06-2021-225号。

**图书在版编目（CIP）数据**

过目难忘的病例/日本《胃与肠》编委会编著；《胃与肠》翻译委员会译. —沈阳：辽宁科学技术出版社，2024.12

ISBN 978-7-5591-3263-5

Ⅰ.①过…　Ⅱ.①日…　②胃…　Ⅲ.消化系统疾病—病案　Ⅳ.① R57

中国国家版本馆CIP数据核字（2023）第198702号

出版发行：辽宁科学技术出版社
　　　　　（地址：沈阳市和平区十一纬路25号　邮编：110003）
印　刷　者：辽宁新华印务有限公司
经　销　者：各地新华书店
幅面尺寸：182 mm × 257 mm
印　　张：6
字　　数：140千字
出版时间：2024 年 12 月第 1 版
印刷时间：2024 年 12 月第 1 次印刷
责任编辑：卢山秀　张诗丁
封面设计：袁　舒
版式设计：袁　舒
责任校对：闻　洋

书　　号：ISBN 978-7-5591-3263-5
定　　价：128.00元

编辑电话：024-23284367
E-mail：lkbjlsx@163.com
邮购热线：024-23284502

《胃与肠》官方微信：15640547725

# 目　录

# 幽门螺杆菌阴性胃黏膜发生胃 MALT 淋巴瘤 1 例

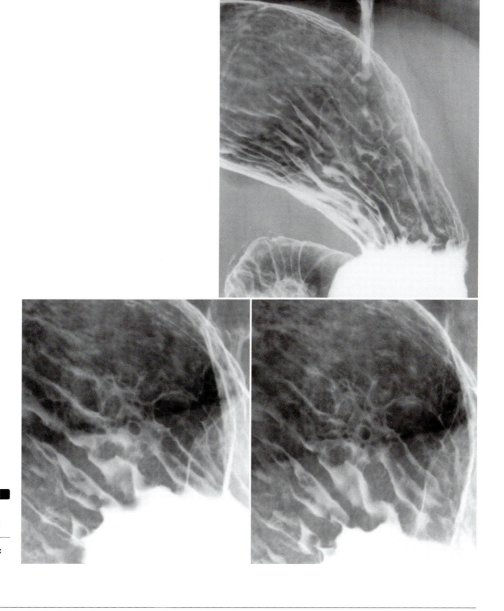

**图1**

a
b  c

萩原 武[1]  市原 真[2]  横山 崇[1]  高木 将  伊藤 彰洋  柳原 志津妃  贺集 刚贤  道上 笃

乙黑 雄平  寺门 洋平  铃木 肇  小泽 广  前田 聪  今村 哲理  后藤田 裕子[2]  村冈 俊二

[1]JA 北海道厚生連札幌厚生病院胃腸内科  [2]同  病理診断科

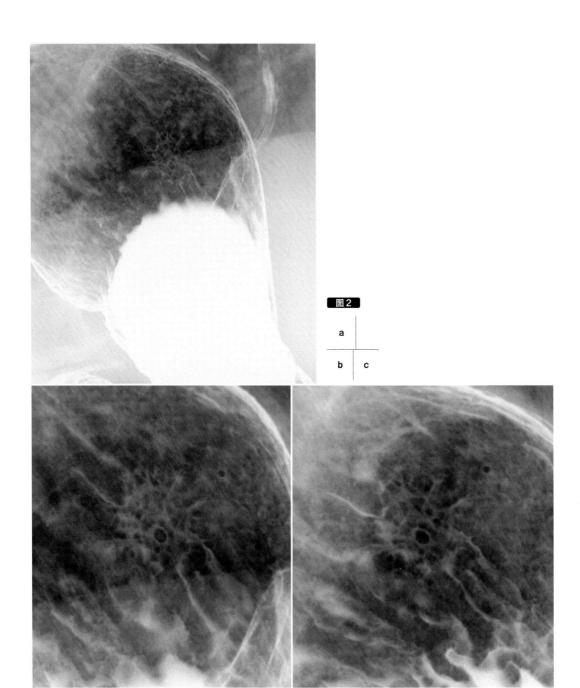

图2

a

b | c

**患者**

70多岁，女性。

**主诉**

希望详细的健康体检。

**生化检查报告**

血清抗 *H.pylori*（幽门螺杆菌）抗体 0.4 U/mL。

**消化道造影检查结果**

在中等空气量的 X 线造影图像中胃体上部大弯的大弯皱襞残留区域，观察到一个伴有黏膜皱襞集中的浅淡的阴影斑（**图1**）。阴影斑的边界不清晰，黏膜皱襞在边缘消失，阴影斑内部有大小不一的类圆形透亮影像。在追加空气注入量的消化道造影图像中，黏膜皱襞平坦

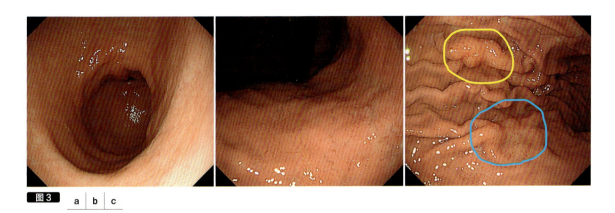

**图3** a | b | c

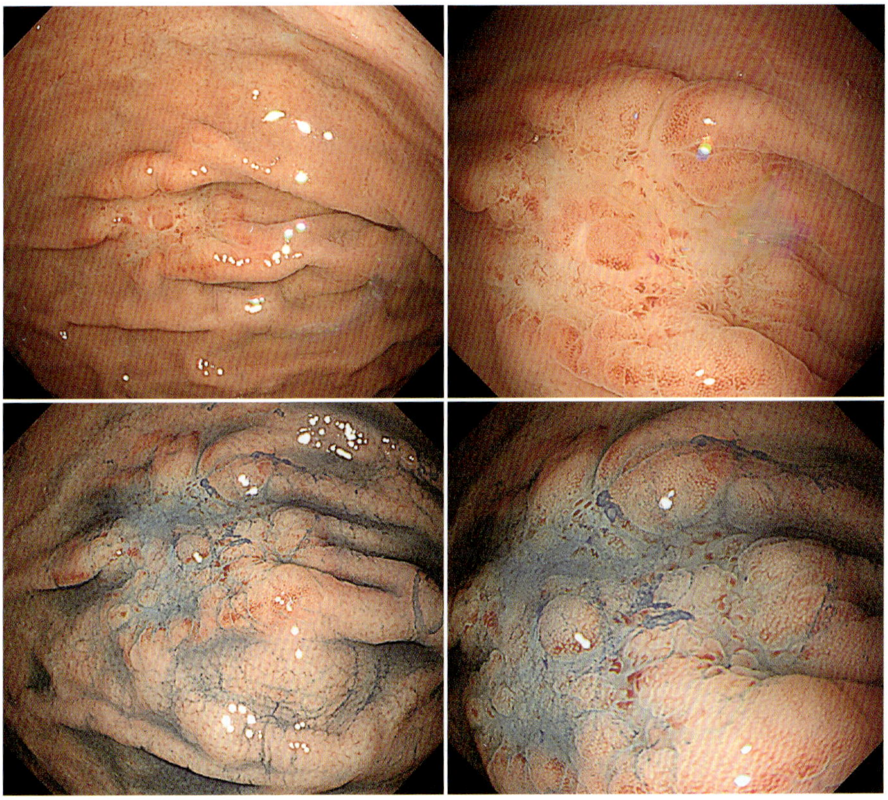

**图4**
a | b
c | d

化，在边缘发现线状阴影斑（**图2**），反映了黏膜集中。

### 内镜所见

观察背景黏膜，前庭部及胃体部未发现萎缩性变化（**图3a、b**）。在胃体上部大弯前壁（**图3c**中的黄色圆圈）和胃体上部大弯后壁（**图3c**中的蓝色圆圈）发现了病变。

胃体上部大弯前壁的病变是褪色调的凹陷型病变，凹陷面上可见大小不一的圆形颗粒图像，局部发红（**图4**）。凹陷边界不清晰，凹陷边缘皱襞消失。

胃体上部大弯后壁的病变是褪色调的平坦型病变，边界不清，并伴有血管的扩张和增生（**图5**）。

### 放大内镜所见

胃体上部大弯前壁的病变边缘（**图6b**粉

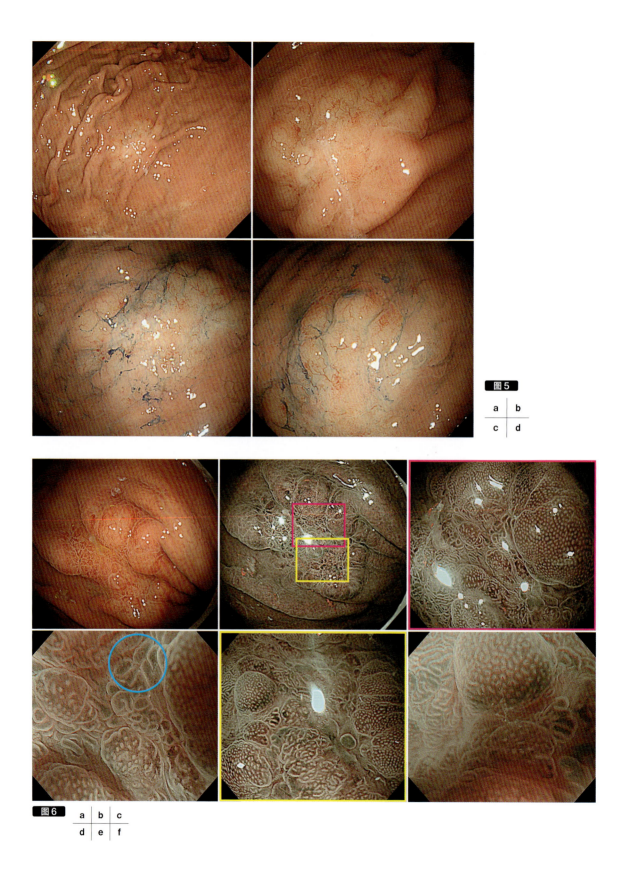

图5

| a | b |
| c | d |

图6

| a | b | c |
| d | e | f |

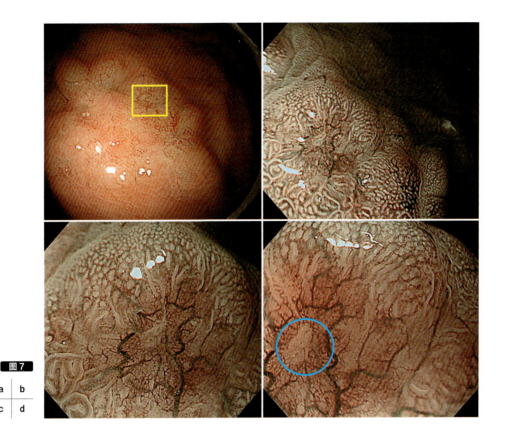

图7
a | b
c | d

色框），在中倍放大图像（**图 6c**）中，观察到周围黏膜表面覆盖着密集腺管结构，在高倍放大图像（**图 6d**）中，在凹陷处发现具有绒毛状结构的小颗粒，以及与周边黏膜相比窝间部覆盖有膨大构造的粗大颗粒。在中心也可观察到类似的结构（**图 6b** 中的黄色框）（**图 6e、f**）。

在胃体上部大弯后壁病灶边缘观察（**图 7a** 黄色框）到腺体构造消失具有光泽的黏膜，以及口径不同、树枝状分支的异常血管（**图 7b ~ d**）。

根据消化道造影和内镜检查的背景黏膜所见，首先考虑是 *H. pylori* 阴性的非萎缩性胃黏膜发生的胃黏膜相关淋巴组织（mucosa-associated lymphoid tissue，MALT）淋巴瘤，并进行活检。

### 组织病理学所见

从胃体上部大弯前壁病变部位（采集部位：**图 6d** 蓝色圈，**图 8a ~ c**），胃体上部大弯后壁病变部位（采集部位：**图 7d** 蓝色圈，**图 8d ~ f**）进行活检。表层残留有不同比例的非肿瘤性腺上皮，腺上皮正下方可见小而均匀的淋巴细胞增殖，胃底腺消失。在某些情况下，观察到少量腺上皮淋巴细胞浸润，被认为是淋巴上皮病变（lymphoepithelial lesion，LEL）（**图 8f**）。这些小淋巴细胞的免疫组化染色结果为 CD20（+）（**图 9a**）、CD79a（+）（**图 9b**）、Bcl-2（+）（**图 9c**）、CD10（-）（**图 9d**），以及 CD3、CD5 和 cyclin D1 均为阴性。只有少数细胞显示分化为浆细胞，并且很难通过原位杂交方法评估轻链限制（κ：**图 9e**；λ：**图 9f**）。荧光原位杂交（fluorescence in situhybridization，FISH）检查中检测出 API2-MALT1 嵌合基因。综上所述，诊断为 MALT 淋巴瘤。在组织病理学上的多次活检样本中均未发现 *H. pylori*。

### 临床经过

虽然 *H. pylori* 呈阴性，但作为首次治疗进

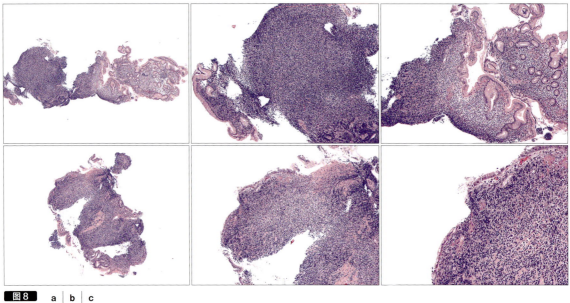

**图8**

| a | b | c |
|---|---|---|
| d | e | f |

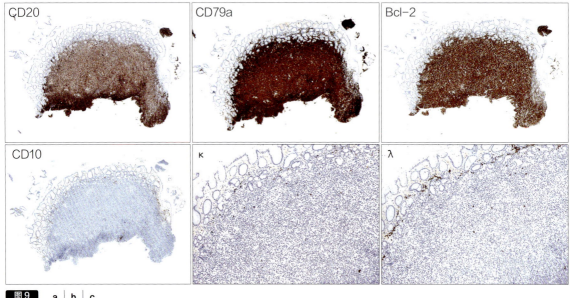

**图9**

| a | b | c |
|---|---|---|
| d | e | f |

行了根除治疗，3个月后的内镜检查发现病变残留。二次治疗进行了放射线治疗，3个月后的内镜检查确认病变消失。

## 总结

在无萎缩的胃底腺黏膜背景下，消化道影像可见凹陷边缘的线状阴影斑，内镜检查，发现伴有大小不一的类圆形颗粒像的褪色调边界不清的凹陷面，放大内镜观察显示异常树枝样血管增生，诊断为 *H. pylori* 阴性胃 MALT 淋巴瘤。特别是，异常树枝样血管增生是胃 MALT 淋巴瘤特有的表现，对与未分化癌的鉴别非常有用。

# 过目难忘的病例

山野 泰穗 [1][2]

**关键词**　　内镜　X 线双重造影　成像诊断　the art of science

[1] 札幌医科大学医学部消化器内科学講座　〒 060–8543 札幌市中央区南 1 条西 16 丁目
[2] 札幌医科大学附属病院消化器内視鏡センター

本书的主题是"过目难忘的病例"。迄今为止我已经写过几次序言了，说实话，写这篇序言非常痛苦和困难。身处这个行业拍照是理所当然的事，但是没有什么比把这个"理所当然"做成"理所当然"更困难的了。

本书以精美的临床图像为基础再加上组织病理学观点，以加深对消化道疾病的理解为目的。所谓"精美的临床图像"并不是简单地拍下影像。虽然这样可能会受到放射线诊断相关的大师和技师的批评，但如果问在一定条件下拍摄的 CT 照片中有没有想装在画框里用于装饰自己房间的图像，应该是"没有"吧。但是，笔者有时会觉得自己拍摄的内镜图像很精美，想将其像其他绘画一样装饰在自己的房间里，实际身为一家之主的我疏忽了妻子可能会觉得"毛骨悚然"而不能将其作为装饰。

虽然这是很久以前的事了，但我还记得日本消化器内镜学会曾策划举办过"内镜图像大赛"。在国外的学术会议中，也经常有用"the art of science"作为会议题目的。虽然翻译成日文似乎很难，但有人称之为实用理论，也有人说成是系统理论中无法理论化的技巧、技术及直觉，而我认为主要是反映了拍摄者的意志、意图，即表现出一种所谓的艺术元素。

我的内镜启蒙恩师曾经说："你是初学者，在内镜检查时用几张、几卷胶片都是可以的（当时我拍了 20 张，换了一个 16 mm 的胶卷盒），直到拍出让你说出'就是这个！'这样令人满意的照片为止，而不必考虑钱的问题。"他提到当时明星出写真集成为一种社会现象。"一位摄影师 ×× 先生拍摄的影片数量不是以'张'为单位，而是以'kg'为单位。从几十万、几百万张照片中精挑细选了 20 张左右作为将美发挥到极致的艺术而受到高度评价。你应懂得，初学的你用 20 张胶片是不够的。然后一边拍摄一边思考琢磨你的拍摄对象。"

另一位恩师工藤进英也是如此，他发现了一个"过目难忘"的病例，并使用 35 mm 正片（每卷可拍摄 36 张）拍摄了 400 ~ 500 张照片。从胶卷装订员做起的学生时代，实在是很辛苦。数字时代的年轻读者可能无法理解，就像一级方程式赛车的"pit"剧组一样拍摄的电影，用右手卷起胶卷，必须用左手把新胶片从盒子里拿出来，换上它，用右手装进去，测试一下，然后快速完成。一磨蹭，就会被大喝一声"还没有！灯光！"对于需要调节光量的 CF–200Z 来说，在具备光线的情况下，只有很少的拍照机会，工藤老师也是绞尽了脑汁，但由于每 36 张就会重复这样的动作，我得到了极大的锻炼。也多亏了这一点，我才能够通过原始图像直接向他请教放大内镜的精髓。

这两位恩师的教诲我至今受用，有时一个

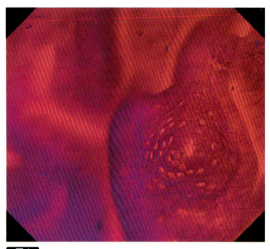

**图1**

病例也能拍摄 200 ~ 300 张照片，当然，在数字化不断发展的今天，已经没有专人负责装胶卷了。我不知道这是好是坏，这是一个孤独的世界。

内镜图像和 X 线图像的共同点是它们都是由我们自己手动拍摄的，并且反映了摄影师的意图和想法。在什么地方、什么位置、什么时机按下快门或释放按钮，取决于手术者。其判断标准因手术者的不同而不同，可以说病变最美丽的地方是"理所当然"。但是如果非要说明这种"理所当然"的话，病变所具有的病态和病理组织学特征（science）是否在形态的某个地方有所反映，如果不用眼睛仔细观察病变，甚至加上想象去寻找，就不会有"理所当然"的机会。能够不错失时机是一种技术，也是一种能力，更是一门艺术，能够看起来若无其事般地拍摄出"理所当然"的照片的技术才是真正的卓越。

当初见到白壁彦夫（已故）先生时，我曾向他询问如何才能拍摄出更好的结肠气钡双重造影。白壁先生说："开始拍摄之前，先坐在椅子上深呼吸一下，告诉自己将面对世界上首次出现的病例。想象一下该如何拍摄，然后再进入透视室。"虽然表达方式不同，但其本意与前面提到的两位恩师是一样的。

在书中，专家老师们精选的"过目难忘的病例"与"理所当然"拍摄的精美临床影像一起展示。珍贵的病例自不必说，虽然也有常见的病例，但就像即使是平常司空见惯的食材，由一流的厨师来烹饪的话，也会产生完全不同的美味一样。我想本书也一定会给人留下不同的印象。人们常说，遍尝美食会让你舌头更能鉴赏，我希望各位读者能够充分品尝本书中美味的内容，从消化病学的角度看，使大脑（视觉野和额叶）也能像舌头那样充分享受美味。最后，**图1**展示了作者最近拍摄的一张图片。读者可以想象这是什么以及它反映了什么，我只附上一句："我个人认为，这就是我想要的图像！"

# 腐蚀性食管炎致食管癌 1 例

三浦 昭顺[1]　　门马 久美子[2-3]　　春木 茂男[1]

铃木 邦士　　　山口 和哉　　　　盐原 宽之

前田 有纪[3]　　饭冢 敏郎　　　　堀口 慎一郎[4]

比岛 恒和

[1] がん・感染症センター都立駒込病院食道外科　〒113-8677 東京都文京区本駒込 3 丁目 18-22　E-mail：a-miura@cick.jp
[2] 早期胃癌検診協会
[3] がん・感染症センター都立駒込病院内視鏡科
[4] 同　病理科

**关键词**　腐蚀性食管炎　食管狭窄　食管癌　内镜检查

## 临床经过

40 多岁，男性。2 岁时因误食烧碱引起腐蚀性食管狭窄。施行了胃造瘘术。之后，虽然可以进食，但是到了 40 多岁，因胸闷且症状逐渐加重，去附近医院就诊。上消化道内镜检查（esophagogastroduodenoscopy，EGD）提示食管狭窄，拟行食管扩张术介绍到笔者所在科室。

我院 EGD 检查中发现，距门齿 20 ~ 26 cm 的食管黏膜白浊，血管影透见消失，并观察到多处瘢痕（**图 1a ~ c**）。食管狭窄起始于距门齿 26 cm 处，在狭窄处的左壁至后壁发现约 1/2 周的病变。左壁侧表面有附着物，乍一看似乎为隆起型病变，但后壁可见边界清晰的凹陷型病变，病灶呈峡谷状陡峭悬崖形状（**图 1d ~ f**）。用超细胃镜观察肛侧，左后壁见一发红的增厚的病变，其中心可见一个深沟状凹陷（**图 1g、i**）。然而，窄带成像（narrow band imaging，NBI）近距离观察显示，病变表面有疑似 B2 型 IPCL，前壁侧血管增生，表现为棕色区域（brownish area，BA）（**图 1h**）。因为病变发生在狭窄处，考虑到病变镜下表现有夸大的可能性，诊断为 MM ~ SM 的浅表癌。由于内镜无法通过狭窄部，因此无法确认病变全貌，但通过碘染色区域、不染区域的活检，诊断为鳞状细胞癌（**图 1f**）。

食管消化道造影检查发现狭窄处长度约 3.5 cm，狭窄处黏膜表面略粗糙，狭窄处后壁侧可见管壁不规则（**图 2**）。

CT 扫描显示，气管分叉部水平上食管壁增厚，黏膜有明显强化，但未观察到向周围器官有明显浸润（**图 3**）。

综上所述，诊断为发生于腐蚀性食管炎的胸部食管癌，浸润深度为 T1a-MM 至 T1b-SM 的浅表癌。术前诊断 Mt，Type 5a，T1a-MM/T1b-SM，N0M0，Stage 0-1，于 200× 年 6 月实施右侧开胸食管次全切除术，胸骨后胃管重建，3 区淋巴结清扫。虽然也曾考虑过胸腔镜下手术，但考虑到这是误食烧碱引起的腐蚀性食管炎，炎症波及食管外以及粘连等问题，最

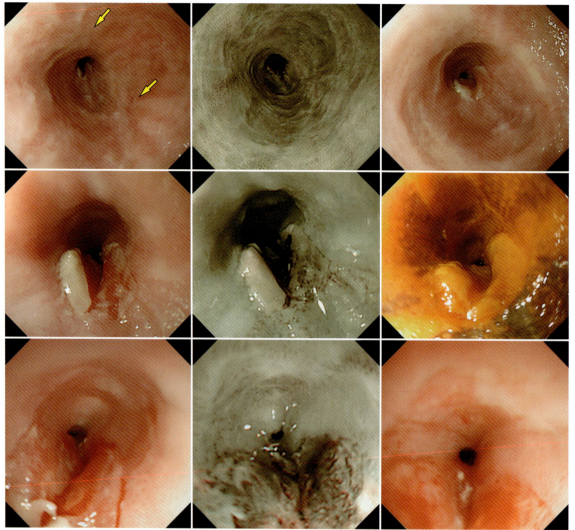

| a | b | c |
|---|---|---|
| d | e | f |
| g | h | i |

**图1** 上消化道内镜检查所见

a、b 腐蚀性食管炎愈合部位（a：白光图像；b：NBI图像）。距门齿20~26 cm处食管黏膜整体白浊，血管影透见消失，可见弧形瘢痕及牵拉明显部位（黄色箭头）。

c 食管狭窄附近的白光图像。除了中央癌灶外，狭窄处正上方的黏膜呈白浊状，外观略有增厚，尚光滑。

d~f 食管狭窄+食管癌口侧部（d：白光图像；e：NBI图像；f：碘染色图像）。占狭窄部半周的癌变病灶的左壁侧由于附着物而显示不清，后壁是具有明确边界的凹陷型病灶，凹陷内有凹凸，略隆起。该区域的碘染显示清晰的不染区。

g~i 食管癌中央至肛侧（g：白光图像；h：NBI图像；i：白光图像）。观察到的病变为中央有沟状凹陷的有厚度的隆起。在NBI近距离图像中，在隆起的表面观察到B2样血管，在前壁侧也观察到有轻微血管增生的BA。

终选择了开胸手术。手术中，由于狭窄部分与周围组织粘连严重，剥离时间较长，但术中顺利，术后恢复良好，无特别并发症出院。13年过去了，无复发，仍健在。

组织病理学结果显示以狭窄为中心的4.9 cm×1.8 cm斑驳不染区域，内部见3.0 cm×0.9 cm的癌灶（**图4a~c**）。大多数是T1a-EP和LPM癌，但也有一部分是浸润到增厚的黏膜肌层的T1a-MM癌（**图4e~h**），最终诊断为胸部食管鳞状细胞癌，

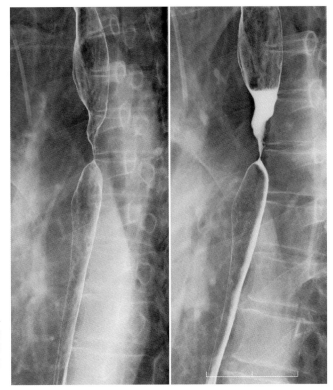

a | b

图2 食管消化道造影图像。狭窄处长度约3.5 cm，狭窄处黏膜表面略粗糙，狭窄处后壁不规则。狭窄部钡剂通过缓慢，狭窄口侧食管无明显扩张

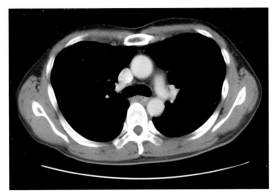

图3 增强CT图像。在气管分叉处，食管壁增厚，黏膜有明显强化。未观察到对周围器官的明显浸润

Mt，Type 5，T1a-MM，ly0，v0，pIM0，ie（+），PM0，DM0，RM0，N0。

## 概念/定义

　　腐蚀性食管炎是由于摄入酸、碱、重金属等化学物质以及对组织有强烈损伤的药物而引起的食管炎。儿童误饮洗涤剂的情况较多，成人大多为以自杀为目的饮用腐蚀剂。

　　酸和碱的发生机制不同，盐酸等酸性物质与食管组织表面的蛋白质结合，引起凝固性坏死，所以炎症很少延伸至深部。烧碱等碱性物质由于具有很强的吸湿性作用和氧化作用，在溶化表面组织的同时引起组织坏死，因此炎症多波及食管深部，食管狭窄程度较明显。当液体腐蚀性物质与口腔和胃肠黏膜接触而发生腐蚀性食管炎时，在咽喉、食管和胃部可见多发性病变，酸和碱伤害的好发部位不同，酸对食管中下部，尤其是食管胃结合部有很强的伤害，也常见于胃。一般认为碱对口腔和食管上段有较强的伤害，对胃的伤害相对较轻。

　　腐蚀性食管炎的内镜表现，使用Rosenow等的分类。Ⅰ级为充血、水肿、浅表黏膜溃疡；Ⅱ级为红斑、水疱形成，伴有纤维蛋白渗出的黏膜表层溃疡；Ⅲ级为表层脱落，深溃疡形成，肉芽组织形成。另外，由腐蚀性食管炎引起的组织损伤在病理学上被分为3期，分别是急性

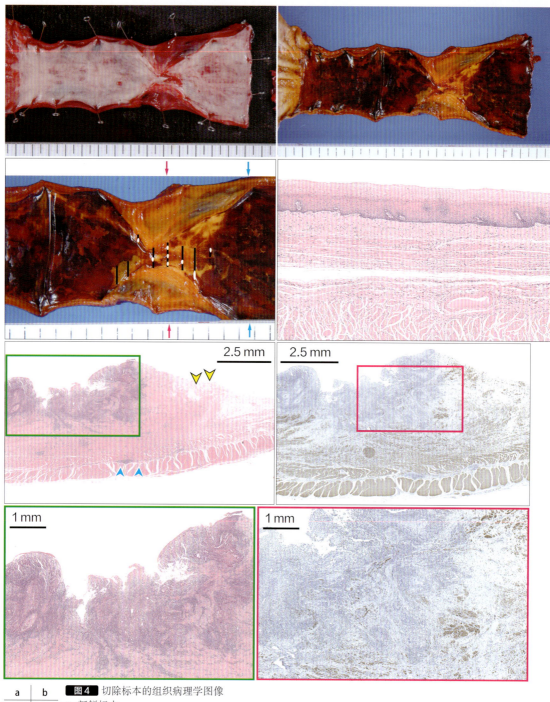

| a | b |
| c | d |
| e | f |
| g | h |

**图4** 切除标本的组织病理学图像

**a** 新鲜标本。

**b** 新鲜标本的碘染色。

**c** 碘染色后的剖面图。见一以狭窄为中心的4.9 cm×1.8 cm斑驳不染区域，内部见一3.0 cm×0.9 cm大病灶。大多数是T1a-EP和LPM癌（黑线），但也有一部分浸润至黏膜肌层的T1a-MM（白线）癌（Type 5，T1a-MM，ly0，v0）。

**d** 狭窄部口侧的HE染色图像（c图中的蓝色箭头部分）。观察到黏膜固有层的纤维化和增厚，黏膜肌层和内环肌也观察到明显的增厚。

**e、f** 癌灶部分的放大图像（e：c的红色箭头部分的HE染色；f：Desmin染色）。在癌区，增厚的黏膜肌层（e，黄色箭头）在炎症细胞明显浸润的纤维化的同时形成隆起，扩展到内环肌正上方。部分纤维化扩展到内环肌（e，蓝色箭头）。癌浸润至黏膜肌层，诊断为T1a-MM。

**g、h** 癌性病变的放大图像［g：HE染色（e图中的绿框）；h：Desmin染色（f图中的红框）］。癌细胞已经浸润到增厚的黏膜肌层，但没有延伸到黏膜下层。

坏死期(创伤后数日)、溃疡和肉芽形成期(1～3周)、瘢痕狭窄期(3周以后)。对于腐蚀性食管炎的治疗，不仅需要急性期的紧急处治，还需要后续的食管瘢痕狭窄的处理，以及对致癌的长期随访。

## 诊断要点

据报道，发生于腐蚀性食管炎的食管癌发病率是正常人的 22 倍，误食腐蚀性物质 25 年后食管癌的发病率是正常人的 1000 倍。腐蚀性食管炎损伤后 30 年左右有很高的致癌风险，因此有必要长期进行内镜下肿瘤筛查。诊断上存在几个问题，腐蚀性食管炎治疗后的黏膜是混浊粗糙的，血管影不能透见，与一般的食管黏膜不同。此外，由于食管狭窄，可能无法充分观察食管黏膜，很难对病变做出诊断。因此，应酌情进行碘染色和活检，以排除病变。腐蚀性食管炎在炎症愈合后，会出现瘢痕狭窄，表现为管壁变硬，但如果在瘢痕部发生病变时，就很难判断壁的变化是由瘢痕引起的，还是由癌的浸润引起的，有时难以对浸润深度进行诊断。

本病例是在食管的生理第 2 狭窄处发生碱性腐蚀性食管炎，在炎症最严重的瘢痕狭窄处发生胸部食管癌的病例。组织病理学上，是 T1a-MM 癌浸润到增厚的黏膜肌层，但明显增厚的肌层和周围纤维化，实际上很难区分是黏膜肌层增厚还是固有肌层增厚。像本病例这样，术前很难预测浸润到食管壁病变的浸润深度。因此，在发生腐蚀性食管炎的食管癌中，通过内镜观察黏膜的色泽、有无凹凸不平、表面血管的形态等，有必要通过食管造影同时确认黏膜表面和管壁变化，通过 CT 检查肿瘤的扩散情况，并将结果作为综合判断，做出术前诊断，选择合适的治疗方案。

**参考文献**
[1]島田英雄，西隆之，田島隆行，他．狭窄・拡張を示す病変の特徴と鑑別．胃と腸 51: 211–222, 2016.
[2]桑野博行，萬田緑平，加藤広行．腐食性食道炎．手術 55: 1923–1927, 2001.
[3]斎藤裕，狩野敦，藤巻英二，他．腐蝕性薬品による急性上部消化管病変の内視鏡的検討．Gastroenterol Endosc 29: 2179–2187, 1987.
[4]山下精彦，恩田昌彦，江上格．腐蝕性食道炎．臨消内科 5: 489–496, 1990.
[5]Rosenow EC III, Bematz PE. Chemical buns of the esophagus. In Payne WS, Olsen AM（eds）. The Esophagus. Lea & Febiger, Philadelphia, p 139, 1974.
[6]星田徹，宮田剛，宮崎修吉，他．腐食性食道炎．別冊日本臨牀 新領域別症候群シリーズNo.11，消化管症候群（第2版）上—その他の消化管疾患を含めて．日本臨牀社，pp 177–180, 2009.
[7]Joske RA, Benedict EB. The role of benign esophageal obstruction in the development of carcinoma of the esophagus. Gastroenterology 36: 749–755, 1959.
[8]Kiviranta UK. Corrosion carcinoma of the esophagus；381 cases of corrosion and nine cases of corrosion carcinoma. Acta Otolaryngol 42: 89–95, 1952.

# 伴有神经内分泌癌成分的 Barrett 食管腺癌 1 例

福山 知香[1]　　　中岛 宽隆　　　河内 洋[2]

下井 铭子　　　　北泽 尚子　　　渡海 义隆[3]

门马 久美子[3]　　榊 信广

[1] 早期胃癌検診協会
　　〒 103-0025 東京都中央区日本橋茅場町 2
　　丁目　6-12
　　E-mail：nakashima@soiken.or.jp
[2] がん研究会有明病院臨床病理センター病
　　理部
[3] 同　消化器内科

**关键词**　混合腺 – 神经内分泌癌（mixed adenocarcinoma-neuroendocrine carcinoma，MANEC）
长节段 Barrett 食管（long-segment Barrett esophagus，LSBE）　食管胃结合部癌

## 临床经过

患者：70 多岁，女性。

食管消化道造影检查（**图1**）：食管胃结合部混合型疝，在下部食管表面发现了伴随大小不一的结节状约 30 mm 大的隆起型病变，以及伴随黏膜颗粒状变化的高度较低的隆起（**图1b**，黄色箭头）。后壁一侧的边缘图像平滑，认为在这个区域没有连续性病变。保持了食管壁的伸展。综上所述，诊断为以混合型疝为背景的隆起型 Barrett 食管腺癌。

上消化道内镜检查（esophagogastroduodenoscopy，EGD）：白光观察发现食管胃结合部至口侧有长约 60 mm 的红肿黏膜，诊断为长节段 Barrett 食管（long-segment Barrett esophagus，LSBE）。在 LSBE 的左壁，发现高度为 30 mm 且底部较窄的 0-Ip 型隆起（病变 A，**图2a**），隆起表面凹凸不平，并附着白

苔。在病灶 A 的对侧，可以观察到中心有相对凹陷的高度较低的 0-I 型隆起，表面观察到颗粒状黏膜变化（病灶 B，**图2b**）。在病变 A 和病变 B 之间，有一较低的 0-IIa 型隆起（病灶 C，**图2a**），病变口侧为鳞柱状上皮接合处（squamo columnar junction，SCJ）。病变附近食管壁的伸展状况良好（**图2a**）。

窄带成像（narrow band imaging，NBI）联合放大观察（低倍放大）发现，病变 A 表面大部分被白苔覆盖，观察欠清，但在可观察的部分发现隐窝边缘上皮不清晰（**图2c**）。病变 B 边缘可见不规则的乳头状黏膜结构，血管图像不清晰，诊断为腺癌（**图2d**）。

从病变 A 的口侧隆起进行活检，诊断为中分化管状腺癌~低分化腺癌。

术前图像诊断：根据消化道造影图像和内镜检查结果，诊断为 LSBE 内发生的 Barrett 食管腺癌。主病变 A 虽然肿瘤直径较大，但为基

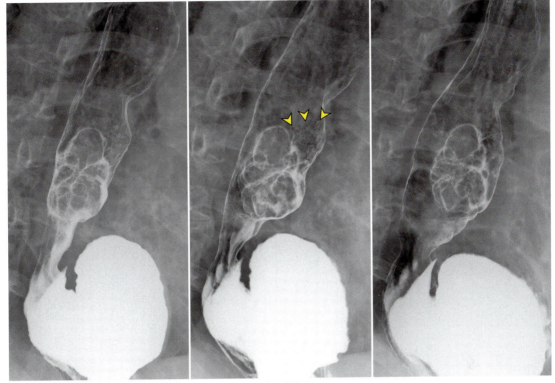

**图1** 食管消化道造影图像（半站立位，第一斜位）

a　食管胃结合部的混合型疝，食管下段中伴随大小不一的结节状约30 cm大的隆起型病变。
b　中倍伸展像。在主病灶前壁侧，表面可见伴随颗粒状变化的高度较低的隆起（黄色箭头）。
c　强伸展像。保持了壁的可扩展性。

a ｜ b ｜ c

底狭窄的亚蒂，没有黏膜皱襞牵拉，因此癌浸润被认为仅限于黏膜下层（submucosa，SM）。病变B为较高的隆起，表面黏膜呈不规则颗粒状变化，存在相对凹陷（**图2b**，黄色箭头）。提示SM微小浸润可能。病变C因高度低隆起，诊断为SMM（superficial muscularis mucusa）癌。胸腹部CT未见明显的淋巴结转移和远处转移。

　　根据上述表现可诊断为Barrett食管腺癌，Type 0-Ⅰ+Ⅱa，cT1b（SM），N0M0，cStage 0，施行了中下部食管贲门侧胃切除术。

　　切除标本的肉眼结果：从食管胃结合部（**图3**，白色箭头）到SCJ（**图3**，黑色箭头）的距离约为60 mm，肉眼诊断为Barrett黏膜。肿瘤位于Barrett黏膜内，肿瘤直径为53 mm×34 mm。病变由凹凸不平的0-Ⅰp型隆起（病灶A，**图3**，蓝色箭头）和中央凹陷

的高度较低的0-Ⅰ型隆起（病灶B，**图3**，黄色箭头），以及两个病变之间的0-Ⅱa型隆起（病变C，**图3**，绿色箭头）3个部分构成。

　　组织病理学结果：从食管内源性腺体和导管、黏膜肌层的肛门末端显示重复且多层化及鳞状上皮岛推测出Barrett黏膜的范围（**图3**），组织病理学上也证实肿瘤存在于Barrett黏膜内。

　　病变A的肛侧显示高分化~中分化管状腺癌的图像，但口侧在HE染色图像上显示充实性瘤成分，怀疑是神经内分泌癌（neuroendocrine carcinoma，NEC）（**图4a、b**）。免疫染色显示实体瘤成分突触素阳性，嗜铬粒蛋白A阴性，Ki-67指数76%，诊断为NEC成分（**图4c~f**）。病变B是一种高分化~中分化管状腺癌，部分观察到混合缺乏腺腔的低分化腺癌。

19

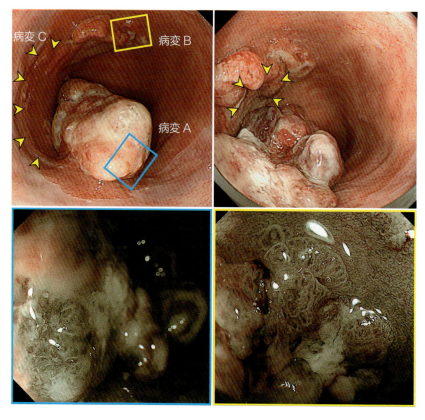

| a | b |
|---|---|
| c | d |

**图2** EGD图像

a 在LSBE的左侧壁发现了一个30 mm大小的0-Ⅰp型隆起（病变A），在对侧发现一个高度较低的0-Ⅰ型隆起（病变B）。0-Ⅱa型隆起（病灶C，黄色箭头）介于两者之间，病变口侧与鳞柱状上皮接合处相接。

b 病变A的肛侧和病变B。病变A的表面凹凸不平，附着白苔。病变B中心发现相对凹陷（黄箭头部）。

c 病变A的口侧部分（a的蓝色框部分）的NBI低倍放大图像。在可以观察到的部分，见隐窝边缘上皮不清晰。

d 病变B的边缘部分（a的黄色框部分）的NBI低倍放大图像。观察到不规则的乳头状黏膜结构和不清晰的血管图像，诊断为腺癌。

病变C是肿瘤细胞形成明显管状导管的高分化管状腺癌。病灶A的肛侧和病变B及病变C的管状腺癌成分突触素和嗜铬粒蛋白A部分呈阳性，提示在细胞水平上部分向神经内分泌细胞分化。

在病变A的基部和病变B的中央可见深层黏膜肌层（deep muscularis mucosa，DMM）浸润，其他部位病灶停留于浅层黏膜肌层（SMM）。

组织病理学诊断为腺癌（tub1 > tub2 > por），LSBE中含有神经内分泌癌成分，Type 0-Ⅰ+Ⅱa，Lt，53 mm×34 mm，pT1a-DMM，ly0（D2-40），v0（EVG），pN0，sM0，fStage 0。病变A的最大切面中NEC成分的比例超过30%，符合WHO分类的混合腺-神经内分泌癌（mixed adenocarcinoma-neuroendocrine carcinoma，MANEC）。

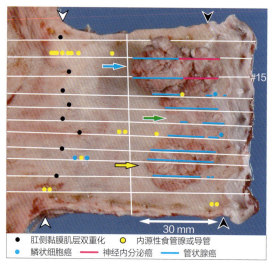

● 肛侧黏膜肌层双重化　○ 内源性食管腺或导管
● 鳞状细胞癌　━ 神经内分泌癌　━ 管状腺癌

**图3** 切除标本。背景黏膜为约60 mm的LSBE，病变由0-Ⅰ型较高的隆起（病变A，蓝色箭头）、0-Ⅱa型隆起（病变C，绿色箭头）和0-Ⅰ型较低的隆起（病变B，黄色箭头）3个连续的部分组成。蓝线表示管状腺癌成分，红线表示神经内分泌癌成分

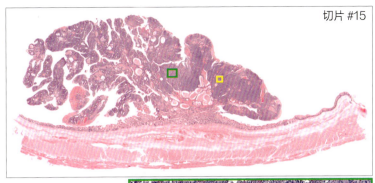

切片 #15

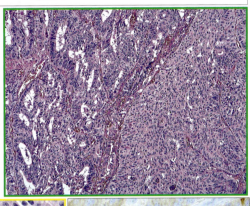

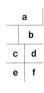

| a | |
| b | |
| c | d |
| e | f |

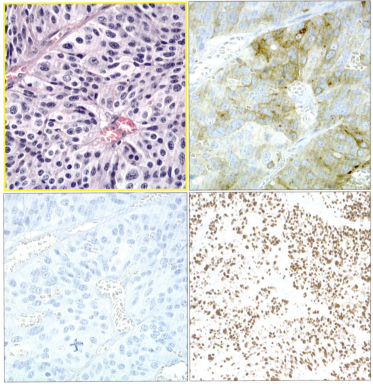

**图4**

**a** 病变A的放大镜图像（**图3**的第15号切片）。诊断为亚蒂性隆起型肿瘤，口侧为实体瘤，肛侧为具有乳头状结构的管状腺癌。

**b** 病变A中心部分的HE染色图像（**a**的绿色框部分）。显示了管状腺癌和实体瘤之间的交界处。

**c~f** 病变A口侧的组织病理学图像（**a**的黄色框部分）。

**c** HE染色图像（**a**的黄色框部分）。为充实性神经内分泌癌（×400）。

**d** 突触素阳性（×400）。

**e** 嗜铬粒蛋白A阴性（×400）。

**f** Ki-67指数76%（×100）。

## 概念/定义

消化道神经内分泌肿瘤（neuroendocrine neoplasm，NEN）是消化道原发肿瘤，其中肿瘤性内分泌细胞以实性、条索状、玫瑰花状、腺泡状、胞巢状等特征性结构排列，毛细血管中伴随着纤细的间质，形成充实性肿瘤块并增殖的癌肿的总称。NEN 大致分为预后相对较好的类癌［神经内分泌肿瘤（neuroendocrine tumor，NET）］和预后较差的神经内分泌癌（NEC）。

在日本，一直认为内分泌细胞癌有两种发生途径。伴随着腺癌的发育，肿瘤内出现的内分泌细胞癌块状增殖，经过腺内分泌细胞癌成为最终的内分泌细胞癌的途径，和来源于消化道上皮的干细胞、幼稚内分泌细胞、类癌肿瘤的纯粹型内分泌细胞癌的途径。与此相对，在旧的 WHO 分类中，NET 和 NEC 被视为同一系列的肿瘤，这与日本的组织学诊断标准存在差异。但是，2019 年修订的新 WHO 分类在分子生物学、临床、流行病学、病理学以及预后方面都认定它们是不同的肿瘤，明确区分了 NET G3 和 NEC。在这一点上，现在日本的组织学分类和 WHO 分类被认为是一致的。

另外，当非内分泌细胞成分和内分泌细胞成分混合的情况下，新的 WHO 分类将占病灶 30% 或更多的肿瘤归为混合神经内分泌非神经内分泌肿瘤（mixed neuroendocrine non-neuroendocrine neoplasms，MiNENs），特别是食管和食管胃结合部的 MiNENs 混合的肿瘤成分上，它们被细分为 mixed SCC（squamous cell carcinoma）-NEC，MANEC，mixed adenocarcinoma-NET。也就是说，对于腺癌和内分泌细胞癌的复合癌，在新的 WHO 分类中，强调肿瘤成分比例的既往方针也没有改变。相对地，日本标准，即使在腺癌中存在少量的内分泌细胞癌，也被分类为腺内分泌细胞癌，而不论内分泌细胞癌成分在全体癌巢中所占的比例。因此，在复合癌的组织诊断方面，日本与 WHO 分类之间仍然存在差异。

## 诊断要点

Barrett 食管背景的 NEC 和混合腺 - 神经内分泌癌的病例很少见。笔者在《医学中央杂志》和 MEDLINE 中检索时发现，关于这些疾病详细记述的有 5 例，其中 4 例为隆起型进展期癌。如前所述，大多数内分泌细胞癌起源于分化良好的腺癌，NEC 成分增殖呈 SMT 样隆起或 2 型形态，伴有表面坏死和出血，多作为进展期癌被发现。

本病例为在 LSBE 背景下的食管隆起型肿瘤，从黏膜像的观察结果来看，上皮性肿瘤的诊断很容易。然而，由于 NEC 成分在病灶中所占比例仅为 30% 左右，因此手术前很难捕捉到 MANEC 的成分。虽然根据术后组织病理学的观察结果做出明确诊断，但如果形态学上呈现隆起型或 2 型形态，则考虑可能存在 NEC 成分，并且可能需要在手术前从多个部位进行活检。

关于深度判断，肉眼类型和良好的壁伸展性是临床图像诊断的重点。病灶 A 在内镜图像上显示出亚蒂的肉眼形态，而消化道造影检查发现壁无明显硬化，这成为术前浸润深度诊断为 SM 的基础。

一般来说，含有 NEC 成分的病变恶性度高，预后较差，但如果 NEC 成分低于 30%，根据 WHO 分类诊断为腺癌，影响预后的组织型可能无法表现出来。该患者在手术后 4 年零 3 个月死于其他疾病。

**参考文献**

[1]Klimstra DS, Klöppel G, La Rosa S, et al. Classification of neuroendocrine neoplasms of the digestive system. *In* the WHO Classification of Tumors Editorial Board（eds）. WHO Classification of Tumors, Digestive System Tumors, 5th ed. IARC press, Lyon, pp16–22, 2019.

[2]海崎泰治. 上部消化管―カルチノイド腫瘍・内分泌細胞癌. 胃と腸 55: 450–454, 2020.

[3]岩渕三哉，渡辺徹，本間陽奈，他. 消化管内分泌細胞腫瘍の日本の分類と2010年WHO分類との対比. 胃と腸 48: 941–955, 2013.

[4]岩渕三哉，渡辺英伸，石原法子，他. 消化管のカルチノイドと内分泌細胞癌の病理―その特徴と組織発生. 臨消内科 5: 1669–1681, 1990.

[5]Saint Martin MC, Chejfec G. Barrett esophagus-associated small cell carcinoma. Arch Pathol Lab Med 123: 1123, 1999.

[6]Saw EC, Yu GS, Wagner G, et al. Synchronous primary neuroendocrine carcinoma and adenocarcinoma in Barrett's esophagus. J Clin Gastroenterol 24: 116–119, 1997.

[7]Chen KT. Cytology of small-cell carcinoma arising in Barrett's esophagus. Diagn Cytopathol 23: 180–182, 2000.

[8]Bibeau F, Chateau MC, Guiu M, et al. Small cell carcinoma with concomitant adenocarcinoma arising in a Barrett's oesophagus: report of a case with a favourable behaviour. Virchows Arch 452: 103–107, 2008.

[9]鈴木紳祐，亀田久仁郎，後藤晃紀，他. Barrett食道内に発生した神経内分泌細胞癌の1例. 日消外会誌 44: 1380–1388, 2011.

[10]下田忠和: 消化管内分泌細胞腫瘍の概念と分類―その歴史的変遷. 胃と腸 48: 937–940, 2013.

# 通过深挖活检诊断出含 MALT 淋巴瘤成分的隆起型胃弥漫性大 B 细胞淋巴瘤

赤松 泰次 [1-2]　　下平 和久 [2]　　宫岛 正行

中村 真一郎　　植原 启之　　木畑 穣 [3]

市川 彻郎 [4]　　浅野 直子 [5]

[1] 長野県立信州医療センター内視鏡セン
　　ター　〒382-8577 須坂市大字須坂 1332
　　E-mail：akamatsu-taiji@pref-nagano-hosp.jp
[2] 同　消化器内科
[3] 同　総合診療部
[4] 同　病理・臨床検査科
[5] 同　遺伝子検査科

**关键词**　胃 MALT 淋巴瘤　弥漫性大 B 细胞淋巴瘤　转型　隆起型　深挖活检

## 临床经过

患者：30 多岁，男性。

因上腹部持续不适，到附近医院进行上消化道内镜检查（esophagogastroduodenoscopy，EGD），发现胃部有多发的隆起型病变，故患者到我院就诊。家族史和既往史无特殊。在我院复查 EGD 发现前庭部、胃角部大弯、胃体和胃底穹隆部有散在的黏膜下肿瘤（submucosal tumor，SMT）样病变（**图 1**）。部分病灶表面有红肿糜烂，背景黏膜未见萎缩表现。使用探头探针的超声内镜检查（endoscopic ultrasonography，EUS）显示，主要位于第 2 层和第 3 层相对均匀的低回声图像，未累及第 4 层（**图 2**）。综上所述，考虑为恶性淋巴瘤。此外，由于 EUS 没有明显的溃疡，病变未突破黏膜下层，因此认为低度恶性淋巴瘤〔黏膜相关淋巴组织（mucosa-associated lymphoid tissue，MALT）淋巴瘤〕的可能性很高。

然而，病变广泛多发，对于低度恶性淋巴瘤来说，内镜检查结果给人"过于花哨"的印象。隆起型胃 MALT 淋巴瘤中，由于病变深处存在可能转化的弥漫性大 B 细胞淋巴瘤（diffuse large B-cell lymphoma，DLBCL），从胃角大弯的病变处进行深挖活检（**图 1b**）。从病变表层取的活检组织的组织病理学结果发现小的异型淋巴细胞浸润和淋巴上皮病变（**图 3**）。在免疫组化染色中，CD20 和 IRTA1（FCRL4）呈阳性，Bcl-2 呈弱阳性，CD3、CD5、CD10 呈阴性，由此诊断为 MALT 淋巴瘤。另外，通过深挖活检从病变深部取的活检组织的组织病理学结果显示中~大型异型淋巴细胞弥漫性浸润（**图 4**），Ki-67 染色显示表层染色与表层 MALT 淋巴瘤部分相比观察到阳性细胞明显增多（**图 5**），诊断为 DLBCL。未见 AP12-MALT1 染色体易位。

为进行分期诊断，行 PET-CT（positron emission tomography with computed tomography）

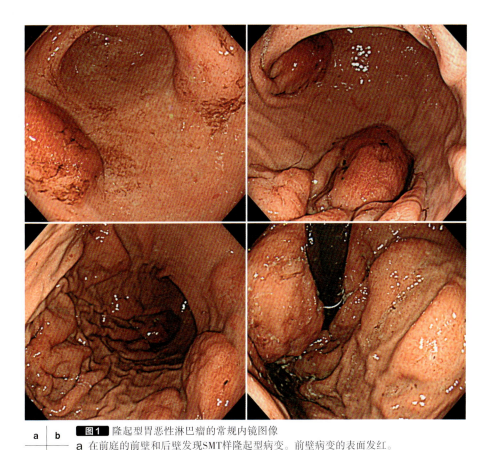

**图1** 隆起型胃恶性淋巴瘤的常规内镜图像

| a | b |
|---|---|
| c | d |

a 在前庭的前壁和后壁发现SMT样隆起型病变。前壁病变的表面发红。

b 胃角切口大弯处也可见发红的SMT样隆起型病变，部分区域观察到小凹陷和糜烂。

c 胃体可见散在不规则的SMT样病变，部分大弯侧皱襞肿大。

d 反转观察，从贲门部到穹隆部见巨大肿瘤，但没有明显的溃疡形成。

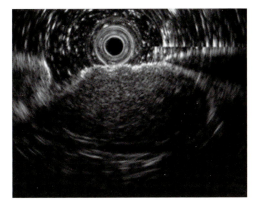

**图2** 胃角大弯的隆起型病变的EUS图像（图1b）。小探头超声，穿透力稍差，但在第2～3层观察到比较均匀的低回声图像，未累及第4层

检查，结果发现除胃外，腹腔内淋巴结和回盲部有浓聚，结肠镜检查显示同部位有浸润。骨髓中未见异型淋巴细胞浸润。抗 *H. pylori*（*Helicobacter pylori*，幽门螺杆菌）抗体（E-板"荣研"，荣研化学社制造）低于 3 U/mL，呈阴性。综上所述，本例诊断为伴有 Stage $\text{II}_2$（Lugano 国际会议分类）的 MALT 淋巴瘤成分的胃 DLBCL。

治疗方面：①病期不是 Stage $\text{II}_2$ 和局限期；②除了 MALT 淋巴瘤的成分外，还观察到转化为 DLBCL；③幽门螺杆菌阴性。因此，判断为不适合除菌治疗、放疗、外科手术、watching 等，选择了化疗。进行了 6 个疗程的化学疗法和利妥昔单抗的 CHOP（cyclophosphamide，

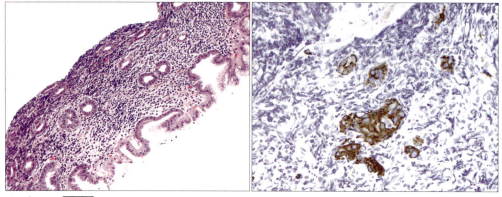

a ┃ b ┃ **图3**

　a 从**图1b**中病变表面取的活检组织病理学图像（HE染色）。在黏膜固有层中观察到小的异型淋巴细胞浸润。

　b 角蛋白染色图像。观察到淋巴上皮病变。

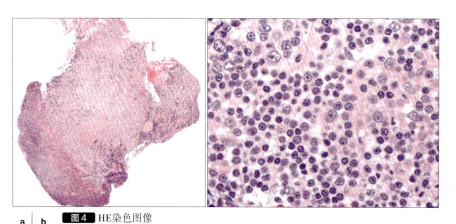

a ┃ b ┃ **图4** HE染色图像

　a 从与**图3**相同的病变处进行深挖活检，从病变深部采集的活检组织病理学图像。

　b a图的高倍放大图像。观察到中～大型异型淋巴细胞的浸润。

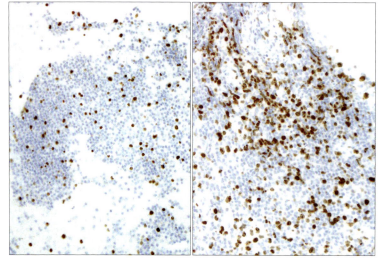

a ┃ b

**图5** Ki-67免疫组化染色图像

a 小型异型淋巴细胞浸润区域。

b 中～大型异型淋巴细胞浸润区域。

与a相比，b阳性细胞明显更多。

doxorubicin，vincristine，prednisolone；R-CHOP），得到了完全缓解。之后定期进行病程观察，经过3年，至今没有复发，病程良好。

## 概念/定义

MALT 淋巴瘤是一种起源于淋巴滤泡边缘区的 B 细胞淋巴瘤，由 Isaacson 等于1983年首次报道。它最常发生在胃中，也可发生在大肠、甲状腺、泪腺和膀胱中。胃 MALT 淋巴瘤的内镜表现分为3种类型：①早期胃癌样型；②胃炎样型；③隆起型。但隆起型发生率相对较低。胃 MALT 淋巴瘤是日常临床中的常见疾病，在确认 *H.pylori* 感染的病例中，除菌治疗作为一线治疗方法被广泛使用，但是通过除菌治疗完全缓解的病例占其中的70% ~ 80%。另外，对于根除治疗耐药的患者和 *H. pylori* 阴性患者的治疗方针尚未达成共识。由于 MALT 淋巴瘤通常是一种缓慢生长的疾病，因此无论是否介入治疗，5 年生存率和10 年生存率都没有显著性差异。但是目前已知胃 MALT 淋巴瘤中存在一部分向 DLBCL 转化的病例。

迄今为止，笔者研究了超过100例的胃 MALT 淋巴瘤患者的长期病程。从其经验来看，通过根除治疗完全缓解的 MALT 淋巴瘤的预后一般都很好，但不能缓解和 *H. pylori* 阴性 MALT 淋巴瘤的预后则不一定良好，包括复发和并发症等。影响此类病例预后的因素有：① DLBCL 转化；②伴随向其他器官和淋巴结浸润相关的肿瘤的分期进展；③出现巨球蛋白血症；④难以控制的病变出血；⑤合并胃癌等。另外，由于小肠的浸润和原发病灶的大量出血而进行外科切除的手术标本的病理组织学观察结果，与本病例相同，病变的表层虽然发现了小型异型淋巴细胞的浸润，但在病变的深部发现了术前未知的 DLBCL 成分。

## 诊断要点

在胃 MALT 淋巴瘤中，早期胃癌样型和胃炎样型的异型淋巴细胞相对存在于表层，因此可以用普通的活检钳进行组织病理学诊断。然而，隆起型胃 MALT 淋巴瘤如果只在表层进行活检，有可能误诊为低度恶性淋巴瘤，因此，考虑到在深部存在转化的 DLBCL 的可能性，有必要用深挖活检或者 EMR（endoscopic mucosal resection）/ESD（endoscopic submucosal dissection）的方法获取大块活检组织标本。

**参考文献**

[1]Isaacson P, Wright DH. Malignant lymphoma of mucosa-associated lymphoid tissue: a distinctive type of B-cell lymphoma. Cancer 52: 1410-1416, 1983.

[2]Akamatsu T, Mochizuki T, Okiyama Y, et al. Comparison of localized gastric mucosa-associated lymphoid tissue（malt）lymphoma with and without Helicobacter pylori infection. Helicobacter 11: 86-95, 2006.

[3]赤松泰次，沖山葉子，宮林秀晴，他. 胃MALTリンパ腫の診断と治療—除菌治療抵抗例と低線量放射線療法の長期経過. 胃と腸 49: 623-634, 2014.

[4]赤松泰次，下平和久，野沢祐一，他. 消化管原発悪性リンパ腫の内視鏡所見の特徴. 消内視鏡 27: 754-760, 2015.

[5]Nakamura S, Sugiyama T, Matsumoto T, et al. Long-term clinical outcome of gastric MALT lymphoma after eradication of Helicobacter pylori: a multicentre cohort follow-up study of 420 patients in Japan. Gut 61: 507-513, 2012.

[6]赤松泰次，長屋匡信，菅智明. 除菌治療抵抗性胃MALTリンパ腫の治療—低線量放射線療法の有用性と問題点. 消内視鏡 31: 100-104, 2019.

[7]赤松泰次，須澤兼一，金子靖典，他. 限局性胃MALTリンパ腫の長期経過—除菌療法抵抗例の臨床的特徴とその対策. 胃と腸 42: 1207-1216, 2007.

# 胃硬癌

梅垣 英次 [1]　　　宇治 惠美子　　　门田 修藏

笹田 真由　　　二之宫 壮广　　　近石 昌也

笹平 百世　　　叶 祥元　　　　　福嶋 真弥

大泽 元保　　　村尾 高久　　　　半田 有纪子

半田 修　　　　松本 启志　　　　盐谷 昭子

[1] 川崎医科大学消化管内科学
〒 701-0192 倉敷市松島 577
E-mail : eumegaki@med.kawasaki-m.ac.jp

**关键词**　硬化型　纤维性收缩　比利时华夫饼外观　巨大皱襞　linitis plastica

## 临床表现

患者是一名 30 多岁的女性。否认特殊自觉症状，但在公司体检时做了胃的消化道造影检查，发现胃部异常，因此被转诊至我院进行详细检查和治疗。家族史、既往史无特殊。体检和血液生化检查未见异常，血清 H. pylori（Helicobacter pylori，幽门螺杆菌）-IgG 阴性。

胃消化道造影检查显示，仰卧位充盈（**图1a**）下，从胃穹隆部到胃体上部大弯有较局限性壁硬化征象。在仰卧位 / 俯卧位双重造影图像（**图 1b、c**）中，发现从胃穹隆部到胃体上部有不同直径的纵行皱襞与横行交错。

常规内镜检查显示，H. pylori 未感染的胃穹隆部至胃体上部大弯处有肿胀的纵行皱襞和交错的横行皱襞（**图 2a ～ c**）。靛胭脂喷洒后图像（**图 2d**），可见明显肿大的纵行皱襞和横行皱襞相交错，呈现出所谓的比利时华夫饼样外观。在大弯的肿胀皱襞中发现不规则的凹陷，这被认为是 0- Ⅱ c 型的原发病灶（**图 2c**）。

在窄带成像（narrow band imaging，NBI）联合放大内镜检查中，在胃体上部大弯的 0- Ⅱ c 型原发病灶（**图 3b**）中发现不规则微表面图案（irregular microsurface pattern，IMSP）和未成形不规则网格状微血管图案（irregular microvascular pattern，IMVP）。另外，在其周围黏膜（**图 3c**）发现窝间部增宽，其内发现异型血管。

超声内镜检查（endoscopic ultrasonography，EUS）（**图 4**）发现，边界回声（第 1 层）完整，但第 2 ～ 3 层（SM）结构被破坏，与第 4 层（MP）的边界也变得模糊，认为癌浸润到 MP 以深。

本病例，在胃体上部大弯 0- Ⅱ c 处活检诊断为印戒细胞癌，并施行胃全切除术。在切除的标本中（**图 5**）显示，0- Ⅱ c 部分癌仅暴露在黏膜表面，但癌已广泛浸润至黏膜下层更深的区域，癌的浸润深度为 T4a（SE）。

## 概念/定义

胃硬癌是指在胃壁黏膜下广泛弥漫的硬性

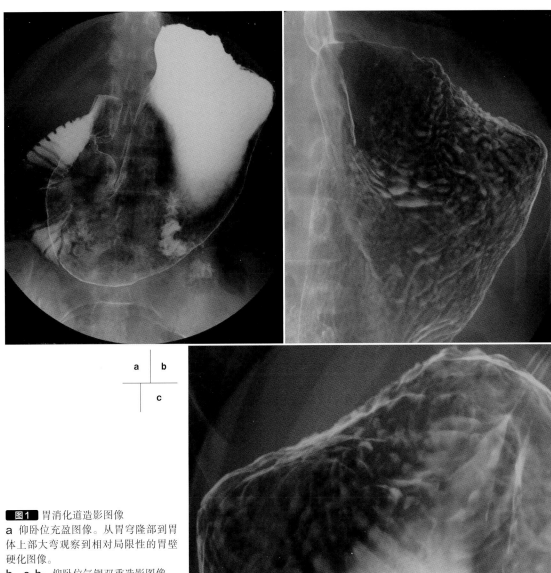

**图1** 胃消化道造影图像
a 仰卧位充盈图像。从胃穹隆部到胃体上部大弯观察到相对局限性的胃壁硬化图像。

b、c b：仰卧位气钡双重造影图像。
c：俯卧位气钡双重造影图像。从胃穹隆部到胃体上部，见不同口径纵行皱襞与横行皱襞的交错。

浸润的腺癌，伴随着胃壁的广泛伸展不良、硬化、内腔狭窄等。在组织病理学上，癌组织的间质伴有明显的纤维组织增生。一种发生在幽门腺区域，表现为幽门狭窄（前庭型），另一种发生在胃底腺区域，表现为皮革胃（linitis plastica 型胃癌）（胃底型）。

胃硬癌是由于纤维性增生导致胃壁挛缩，因此皱襞数量增多，形成巨大皱襞。皱襞的走行呈弯曲蛇行的脑回样，皱襞之间的空间变窄，观察到皱襞被掩埋了。在纤维化增生轻微、胃壁硬化也较轻的阶段，除了局部胃壁硬化外，还可以观察到长轴方向的收缩、皱襞增厚和伴随纵行皱襞周围锯齿状收缩的曲折现象。当出现纵行皱襞与横行皱襞交错时，内镜下呈比利时华夫饼样外观，比较容易诊断为胃硬癌。

胃硬癌中，如前所述，病变的发生部位和纤维性增生的程度不同，呈现出特征性的形态所见。在前庭部型胃硬癌中，以前庭部为主体，

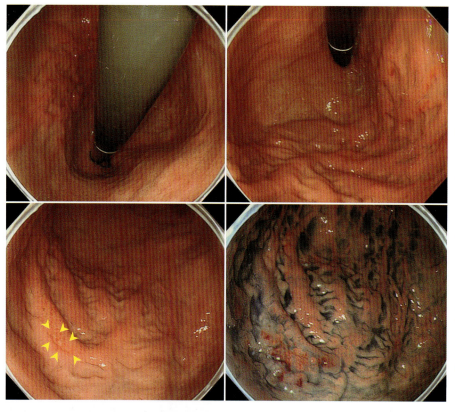

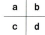

**图2** 胃内镜图像
**a～c** *H. pylori*未感染的背景黏膜从胃穹隆部到胃体上部，观察到肿胀的纵行皱襞和与其交错的横行皱襞。另外，在大弯的肿胀皱襞处发现不规则的凹陷（**c**黄色箭头包围的区域），这被认为是0-Ⅱc型原发病灶。
**d** 靛胭脂喷洒图像。肿胀的纵行皱襞和横行黏膜皱襞的交错所见明显，呈现出所谓的比利时华夫饼样外观。

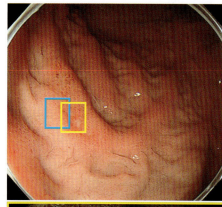

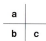

**图3** 胃放大内镜图像
**a** 常规内镜图像。
**b** **a**的黄色框中NBI联合放大内镜图像。胃体上部大弯的不规则凹陷0-Ⅱc中，发现了IMSP以及没有形成不规则网格的IMVP。
**c** **a**的蓝色框中NBI联合放大内镜图像。在不规则凹陷的周围黏膜中可见隐窝间区扩张及大小不等，隐窝间可见异型血管。

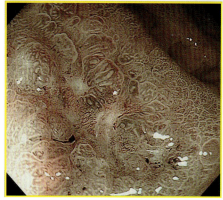

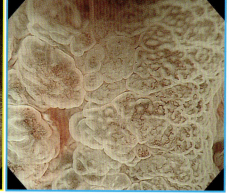

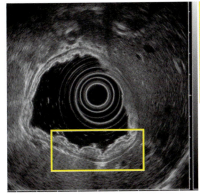

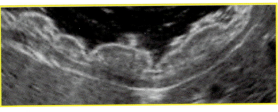

**图4** EUS图像。b（a的黄框部分），边界回声（第1层）完整，但第2～3层（SM）的黏膜面结构被破坏，部分与第4层（MP）的边界变得不清晰，癌被认为浸润至MP以深

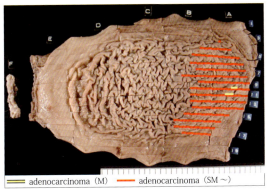

=== adenocarcinoma（M）  — adenocarcinoma（SM～）

**图5** 切除标本。癌细胞仅在0–Ⅱc部分的黏膜表面暴露，并且癌细胞在黏膜下层深处广泛浸润

**表1** 弥漫性胃病的鉴别

| 胃壁的延展性 | 胃黏膜表面的变化 | |
| --- | --- | --- |
| | 巨大皱襞（＋） | 巨大皱襞（－） |
| 不良 | 胃硬癌<br>胰腺癌/急性胰腺炎累及<br>腐蚀性胃炎（急性期）<br>转移性胃癌 | 腐蚀性胃炎（愈合期）<br>广泛的带状疱疹<br>特殊胃炎（胃梅毒、胃Crohn病、自身免疫性胃炎等） |
| 良好 | 恶性淋巴瘤<br>急性胃炎（AGML）<br>Menetrier病<br>Zollinger-Ellison综合征 | 潜在性胃硬癌<br>MALT淋巴瘤 |

AGML：急性胃黏膜病变；MALT：黏膜相关淋巴组织。
（浜田勉. スキルス胃癌と鑑別を要する形態所見からみて. 胃と腸 45：418-421，2010より一部改变）

发现胃壁硬化、伸展不良、内腔狭小化。未发现皱襞肿大的病例也不少，多伴有小弯侧溃疡。从0–Ⅲ＋Ⅱc型癌和3型癌开始恶化的病例较多，癌组织型多为分化型和混合型。另外，在胃体部型胃硬癌中，以胃体部为主体，发现胃壁硬化、伸展不良、内腔狭小化。胃体部的皱襞肿大，呈直线化、稻草绳状变化、比利时华夫饼样外观等。0–Ⅱc型的原发灶多见于胃体部大弯，黏膜内癌仅存在于0–Ⅱc部分，其范围较窄。癌组织型中未分化型占绝大多数。

## 诊断要点

在日常临床实践中，遇到弥漫性胃病的机会不少，如胃硬癌。为了鉴别胃弥漫性疾病，作为基本形态观察结果，重要的是通过黏膜皱襞肿大的变化和胃壁的硬化像来鉴别向胃广泛扩散的胃硬癌和与其类似的弥漫性疾病（**表1**）。通过结合捕捉这两个形态改变，可以相对容易地进行鉴别诊断。

**参考文献**
[1]中村恭一. 胃癌の構造，第3版. 医学書院，pp 336-340，2005.
[2]浜田勉. スキルス胃癌と鑑別を要する形態所見からみて. 胃と腸 45：418-421，2010.
[3]入口陽介，浜田勉. ベルギーワッフル様外観. 胃と腸 52：574，2017.
[4]浜田勉，近藤健司，阿部剛，他. びまん浸潤型胃癌と鑑別を要する炎症性病変. 胃と腸 37：1687-1699，2002.

# 遗传性弥漫性胃癌

丸山 保彦 [1]      岛村 隆浩 [2]      甲田 贤治 [3]

安田 和世      岩泉 守哉 [4]      椙村 春彦 [5]

[1] 藤枝市立総合病院消化器内科
    〒 426–8677 藤枝市骏河台 4 丁目 1–11
    E–mail：yasu-maruyama@hospital.fujieda.
shizuo ka.jp
[2] 同　外科
[3] 同　病理诊断科
[4] 浜松医科大学临床检查医学
[5] 同　腫瘍病理学

**关键词**      遗传性弥漫性胃癌    HDGC    CDH1

## 临床经过

患者 30 多岁，男性。在健康体检所行的内镜检查显示胃前庭区的褪色斑，行活检提示印戒细胞癌，因此将患者转诊至我科就诊。无特殊既往史，其父亲死于胃硬癌，享年 28 岁。血液检查显示，血清 H. pylori（Helicobacter pylori，幽门螺杆菌）抗体和粪便抗原均为阴性，肿瘤标志物也在正常范围内。胃蛋白酶原（pepsinogen，PG）1:65 ng/mL，PG 2:12 ng/mL，PG 1/2:5.4。

常规内镜检查发现，从胃体下部到前庭部，没有萎缩的背景黏膜散在分布着直径约

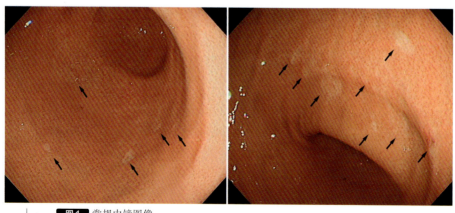

a | b    **图1** 常规内镜图像
**a** 从胃角部大弯到前庭部大弯的俯视图像。在没有萎缩的背景黏膜中散布着直径5 mm左右的褪色斑（黑色箭头）。
**b** 胃体下部小弯的俯视图像。可见集合小静脉规则排列（regular arrangement of collecting venules，RAC），没有萎缩的黏膜中散布着多个褐色褪色斑（黑色箭头）。

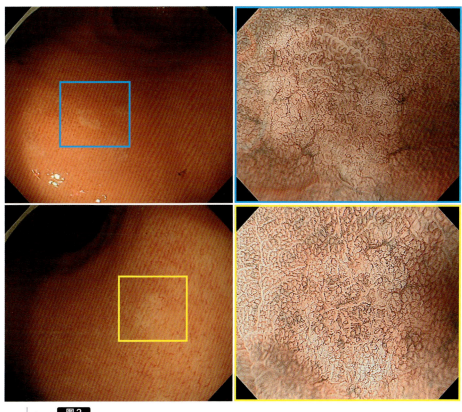

**图2**

a 前庭大弯后壁的仰视图像。

b a的褪色斑（蓝色框）的NBI放大内镜图像。病变内的微血管与背景血管相比变细变稀疏，部分消失。

c 胃体下部小弯仰视图像。

d c的褪色斑（黄色框）的NBI放大内镜图像。观察到表面结构不清晰、卷曲的corkscrew样血管。

5 mm 的褪色斑（**图1**）。在 NBI（narrow band imaging）放大镜观察中，褪色斑边界清晰，与背景血管相比较，变细变稀疏，部分消失（**图2a、b**）。另外，在褪色斑中，也观察到表面结构不清晰、卷曲的 corkscrew 样血管（**图2c、d**）。从 8 处褪色斑处分别进行活检，全部检出了印戒细胞癌。

根据发病年龄小、有家族史、印戒细胞癌多发的特点，怀疑为遗传性弥漫性胃癌综合征（hereditary diffuse gastric cancer syndrome，HDGC）。建议患者行胃全切除术，但未得到同意，故要求术后严密随访。因确认肿瘤局限于胃幽门侧，故行远端胃切除。在切除的标本中，发现 16 处微小的印戒细胞癌，均为黏膜内

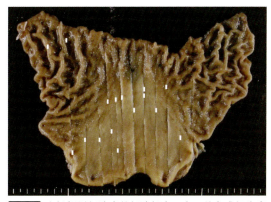

**图3** 幽门侧胃切除术的切除标本。有16处印戒细胞癌（白线）

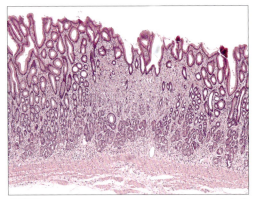

**图4** 组织病理学图像。所有多发性印戒细胞癌病变都是显微镜下的病变，局限于黏膜固有层内，没有连续性

病变（**图3**，**图4**）。

术后患者转至专科门诊进行基因检测，发现 CDH1 胚系突变，确诊为 HDGC。另外，详细询问了家族史，发现他的叔叔也是死于胃癌。术后 8 个月，内镜检查提示残胃大弯处有轻微发红区域，放大内镜发现窝间部呈明显的表面结构扩大（**图5**）。由于该部位活检证明有印戒细胞癌，因此进行了残胃切除术。残胃的组织病理学检查发现了内镜无法发现的 20 个微小印戒细胞癌，所有均为黏膜内癌。

本病例未感染 *H. pylori*，在没有萎缩的背景黏膜上很容易辨认出褪色斑，在黏膜内癌状态下被发现。本来，如果确诊为 HDGC，建议进行预防性胃全切除术（prophylactic total gastrectomy，PTC），但在本病例中，未获得患者同意而进行了远端胃切除术。本例患者术后接受了遗传咨询，通过严密的随访，早期进行了残胃全切除术。

## 概念/定义

*H. pylori* 阴性胃癌中有一种基因肿瘤综合征相关的胃癌。HDGC（典型的）是一种常染色体显性遗传基因肿瘤综合征，其中 CDH1 的胚系突变引起 E- 钙黏蛋白缺失，导致印戒细胞的发育和浸润。大多数胃癌在 40 岁之前发病，到 80 岁时，男性累积致癌风险为 70%，女性为 56%，女性患小叶乳腺癌（lobular breast cancer，LBC）的风险为 42%。这种疾病的特征性内镜检查结果是作为早期癌的多发的小褪色斑。病理学上，原位印戒细胞或 paget 样印戒细胞是这种疾病特有的。众所周知，恶性肿瘤以外的特征性表现型是唇额腭裂。当它以与弥漫性胃癌（diffuse gastric cancer，DGC）的方式进展时，就变成了 linitis plastica 型胃癌。

国际胃癌连锁联盟（the International Gastric Cancer Linkage Consortium，IGCLC）指南指出，如果满足以下三项中的任何一项，就有可能是 HDGC。

①两个或两个以上一级或二级亲属患有胃

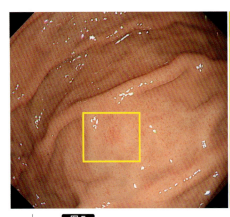
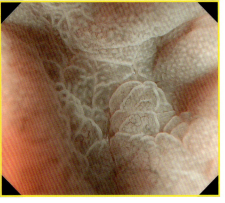

a | b **图5**
a 术后8个月的内镜图像。在残胃大弯侧发现淡红色区域。
b a黄色框中NBI放大图像。在边界清晰的区域中，发现了窝间部扩大的表面结构。

癌，并且其中一个患有 DGC（致癌年龄不限）。

②40 岁以下被诊断为 DGC 的情况。

③既往患有 DGC 和 LBC 的患者，或者有一级或二级亲属的家族史，其中一种疾病在 50 岁之前被诊断出来。

如果被诊断出患有这种疾病，应考虑 PTC。如果当时由于各种原因不希望进行 PTC，则需要通过内镜进行严密的随访，在日本，有望使用图像增强内镜（image enhanced endoscopy，IEE）进行精细活检。

---

## 诊断要点

在比较年轻患者的内镜检查中，如果发现胃里有多发小褪色斑，应怀疑 HDGC。如果活检病理上发现多个印戒细胞病灶，则强烈怀疑为该疾病。IEE 放大观察有助于多发病变的鉴别诊断。虽然详细的家族史很重要，但即使没有家族史，也可能在患者身上发现胚系突变，因此当怀疑年轻患者的多发性印戒细胞癌病例为该疾病时，应考虑转诊至遗传门诊。

**参考文献**

[1]岩泉守哉，丸山保彦，椙村春彦. Hp未感染胃癌の現状—遺伝的要因からみた胃癌の検討. 日消誌 115（suppl 2）: 676, 2018.

[2]Hansford S, Kaurah P, Li-Chang H, et al. Hereditary diffuse gastric cancer syndrome: CDH1 mutations and beyond. JAMA Oncol 1: 23-32, 2015.

[3]van der Post RS, Vogelaar IP, Carneiro F, et al. Hereditary diffuse gastric cancer: updated clinical guidelines with an emphasis on germline CDH1 mutation carriers. J Med Genet 52: 361-374, 2015.

[4]岩泉守哉，椙村春彦. 遺伝性胃癌の病態と内視鏡検査の役割. Gastroenterol Endosc 61: 2582-2589, 2019.

# 转移性胃癌——乳腺癌（浸润性小叶癌）引起的胃转移

荒尾 真道[1-2]　　　上堂 文也[1]　　　松浦 伦子

北村 昌纪[3]　　　藤泽 文绘[4]

[1] 大阪国际がんセンター消化管内科
　〒 541-8567 大阪市中央区大手前 3 丁目
　1-69　E-mail：aryao_poor_boy@yahoo.co.jp
[2] 高山赤十字病院内科
[3] 大阪国际がんセンター病理・细胞诊断科
[4] 同　肿疡内科

**关键词**　　转移性胃癌　乳腺癌　4 型进展期癌

## 临床经过

患者：50 多岁，女性。

主诉：恶心、腹胀。

病史：由于恶心和腹胀持续数周，就近就医行腹部超声和腹部平扫 CT 检查提示有腹水。上消化道内镜检查（esophagogastroduodenoscopy，EGD）显示胃体形成黏膜下肿瘤（submucosal tumor，SMT）样的隆起和皱襞肿大，正电子断层扫描显示胃、腹膜、腹水异常聚集，怀疑是进展期胃癌引起的腹膜播散，并被转诊到我院进行详细检查和治疗。

在我院进行的 EGD 显示胃底穹隆部皱襞肿大及胃体部多发 SMT 样隆起和皱襞肿大（**图1**）。由于是多发性病变，诊断不排除为转移性胃癌，确认其既往史，15 年前曾做过乳腺癌手术，12 年后随访结束。

超声内镜检查（endoscopic ultrasonography，EUS），在肿大的皱襞部的黏膜下层、肌层发现了不规则的低回声肿瘤（**图2**）。

病灶活检组织病理学发现间质浸润的稍小型不规则形肿瘤细胞，部分可见印戒细胞样细胞质内小空泡（**图3**）。未观察到腺管结构，呈未分化腺癌形态。由于考虑到乳腺癌的转移，用 GATA3（trans-acting T-cell-specific transcription factor）和囊性病变液蛋白15（gross cystic disease fluid protein 15，GCDFP15）进行免疫染色后呈阳性，提示为乳腺癌（浸润性小叶癌）的胃部转移（**图4**）。

## 概念/定义

据报道，转移性胃癌占所有胃肿瘤的 0.2% ~ 1.7%，原发部位多为肺和乳腺。浸润性小叶癌占乳腺癌的 5% ~ 10%，不仅会转移到胃，还会转移到其他消化道、女性子宫附件、腹膜和脑膜等。特别是在转移到胃的乳腺癌中，有 65.4% ~ 97% 是浸润性小叶癌。乳腺癌引起的转移性胃癌可发生在胃的任何部位，46.2%

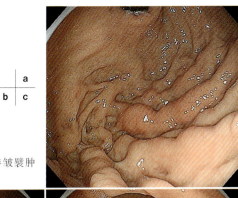

**图1** EGD图像

a 胃穹隆部皱襞肿大。

b 胃中体大弯处的SMT样隆起。

c 胃体下部后壁见SMT样隆起伴皱襞肿大。

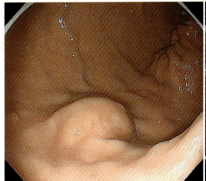

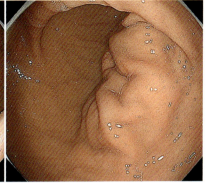

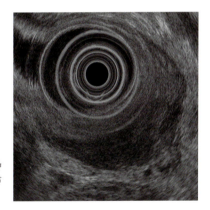

**图2** EUS图像。胃底穹隆部的皱襞肿大部。在第2~4层见内部不均匀的低回声肿块

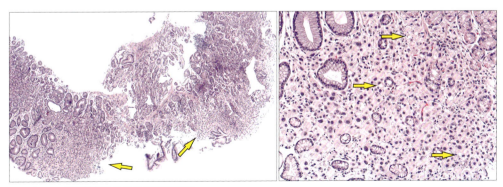

a | b

**图3** 活检组织病理学图像

a HE染色（×40）。在腺上皮和胃底腺中未发现异型性。黏膜固有层、黏膜下层的间质中有小型的异型细胞增殖（黄色箭头）。

b HE染色（×400）。观察到印戒细胞癌样肿瘤细胞（黄色箭头），为低分化腺癌形态。

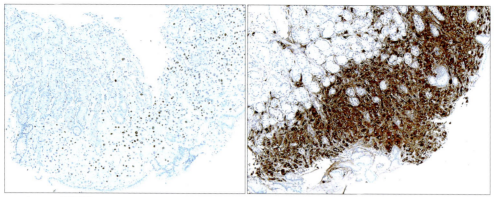

**图4** 免疫组化染色图像

**a** GATA3染色（×100）。在黏膜固有层的肿瘤细胞核中可见染色。
**b** GCDFP15染色（×100）。在黏膜固有层的肿瘤细胞质中可见染色。

为单发，51.3%为多发。单一SMT形态的情况下，很少怀疑是乳腺癌的胃转移，转移性胃癌可以作为鉴别对象，作为其原发部位，须牢记肺和乳腺为常见原发灶。

## 诊断要点

浸润性小叶癌具有产生黏液的能力，在产生大量黏液的情况下，组织病理学表现为印戒细胞形态，可能类似于未分化型胃腺癌。乳腺癌中的乳腺导管和小叶癌中阳性率较高的转录激活因子GATA3与一种在源自乳腺、汗腺和唾液腺的汗腺化生上皮的病变中表达的蛋白质GCDFP15的免疫染色，对乳腺来源还是胃上皮来源的鉴别是有用的，所以如果怀疑是由乳腺癌引起的转移性胃癌，进行这些免疫染色是很重要的。形态学与4型胃癌相似的胃病变中需要鉴别的疾病包括胃原发恶性淋巴瘤、系统性淋巴瘤和白血病的胃浸润、巨大肥厚性胃炎、胃异尖线虫病、胃梅毒、腐蚀性胃炎、胰腺炎性波及胃壁、结核性腹膜炎、胃蜂窝织炎等，但也有必要与乳腺癌胃转移相鉴别。此外，据报道从乳腺癌手术到出现转移性胃癌的中位时间为60个月，有病例报告胃癌转移是在30年后才发现的，因此慎重地询问病史和掌握身体情况是必不可少的。自身经历的病例最初也是被怀疑为4型进展期胃癌的病例，进行外科手术后，在病理组织学上判明为乳腺癌胃转移的病例的报告。为了避免因误诊而导致治疗不当，在发现多发的SMT或4型进展期胃癌形态的胃病变时，有必要与转移性胃癌相鉴别。

**参考文献**

[1]De Palma GD, Masone S, Rega M, et al. Metastatic tumors to the stomach: clinical and endoscopic features. World J Gastroenterol 12: 7326–7328, 2006.

[2]Kobayashi O, Murakami H, Yoshida T, et al. Clinical diagnosis of metastatic gastric tumors: clinicopathologic findings and prognosis of nine patients in a cancer center. World J Surg 28: 548–551, 2004.

[3]Xu L, Liang S, Yan N, et al. Metastatic gastric cancer from breast carcinoma: a report of 78 cases. Oncol Lett 14: 4069–4077, 2017.

[4]Oda I, Kondo H, Yamao T, et al. Metastatic tumors to the stomach: analysis of 54 patients diagnosed at endoscopy and 347 autopsy cases. Endoscopy 33: 507–510, 2001.

[5]Arpino G, Bardou VJ, Clark GM, et al. Infiltrating lobular carcinoma of the breast: tumor characteristics and clinical outcome. Breast Cancer Res 6: R149–156, 2004.

[6]Ferlicot S, Vincent-Salomon A, Médioni J, et al. Wide metastatic spreading in infiltrating lobular carcinoma of the breast. Eur J Cancer 40: 336–341, 2004.

[7]Almubarak MM, Laé M, Cacheux W, et al. Gastric metastasis of breast cancer: a single centre retrospective study. Dig Liver Dis 43: 823–827, 2011.

[8]Yoshida Y. Metastases and primary neoplasms of the stomach in patients with breast cancer. Am J Surg 125: 738–743, 1973.

[9]Kudo T, Matsumoto T, Nakamura S, et al. Solitary minute metastasis from breast cancer mimicking primary intramucosal gastric signet–cell cancer. Gastrointest Endosc 62: 139–140, 2005.

[10]Sangoi AR, Shrestha B, Yang G, et al. The novel marker GATA3 is significantly more sensitive than traditional markers mammaglobin and GCDFP15 for identifying breast cancer in surgical and cytology specimens of metastatic and matched primary tumors. Appl Immunohistochem Mol Morphol 24: 229–237, 2016.

[11]Wick MR, Lillemoe TJ, Copland GT, et al. Gross cystic disease fluid protein–15 as a marker for breast cancer: immunohistochemical analysis of 690 human neoplasms and comparison with alpha–lactalbumin. Hum Pathol 20: 281–287, 1989.

[12]Benfiguig A, Anciaux ML, Eugène CI, et al. Gastric metastasis of breast cancer occurring after a cancer–free interval of 30 years. Ann Gastroenterol Hepatol（Paris）28: 175–177, 1992.

[13]D'Amato A, Pezzoli F, Balducci G, et al. Critical analysis of the long–term management of a case of cancer of the breast. Chir Ital 58: 377–381, 2006.

# 嗜酸性胃肠炎

增永 哲平[1]　　　　辻 国广　　　　土山 寿志

[1] 石川県立中央病院消化器内科
〒920-8530 金沢市鞍月東 2 丁目 1
E-mail : teppei9027w@gmail.com

**关键词**　嗜酸性胃肠炎　胃溃疡　十二指肠溃疡

## 临床经过

[**病例 1**]　50 多岁，女性。

患者以心窝部疼痛为主诉就诊于我院。既往病史、过敏史或家族史无特殊。平时无药物服用史，但有时会因为痛经顿服洛索洛芬。血液检查血红蛋白水平为 9.8 g/dL，提示贫血，但未观察到包括嗜酸性粒细胞计数等检查有异常发现，血清 *H. pylori*（*Helicobacter pylori*，幽门螺杆菌）IgG 抗体也呈阴性。

上消化道内镜检查（esophagogastroduodenoscopy，EGD）显示胃前庭多发浅溃疡（**图 1a**），其他消化道未见异常。疑为非甾体类抗炎药（nonsteroidal anti-inflammatory drugs，NSAIDs）引起的消化性溃疡，开始服用伏诺拉生（vonoprazan）20 mg/d，症状迅速好转，1 个月后 EGD 显示溃疡瘢痕形成（**图 1b**）。但在瘢痕活检中观察到高度嗜酸性粒细胞浸润（**图 1c**），诊断为嗜酸性胃肠炎（eosinophilic gastroenteritis，EGE）。3 个月后行内镜随访，未发现溃疡复发。

[**病例 2**]　与既往报道的情况相同的病例。20 多岁，男性。

患者主诉右侧季肋部疼痛伴恶心来我院就诊。既往史、过敏史、家族史及常规用药无特殊。血液检查显示嗜酸性粒细胞计数上升至 950/μL，但未发现其他异常。

EGD 显示十二指肠球部有一个浅的穿凿样溃疡（**图 2a**），胃角大弯和胃体中部大弯有一个发红区域（**图 2b**）。食管未见异常。快速尿素酶试验呈阴性，各部位活检仅见非特异性炎症表现，诱因不明，但怀疑消化道溃疡，在服用伏诺拉生（vonoprazan）20 mg/d 后进行随访。

症状虽然改善了，但是开始治疗后 2 个月 EGD 显示十二指肠溃疡没有改善（**图 3a**），胃的发红区域变成褪色调（**图 3b**），食管出现了纵行沟样改变（**图 3c**）。各部位再次进行活检时，食管和十二指肠仅发现非特异性炎症，但在胃部病变处观察到高度嗜酸性粒细胞浸润（**图 3d**），并明确诊断为 EGE。下消化道内镜检查未见异常，开始给与泼尼松龙 30 mg/d，治疗后病情好转，此后泼尼松龙用量逐渐减少，但未复发。

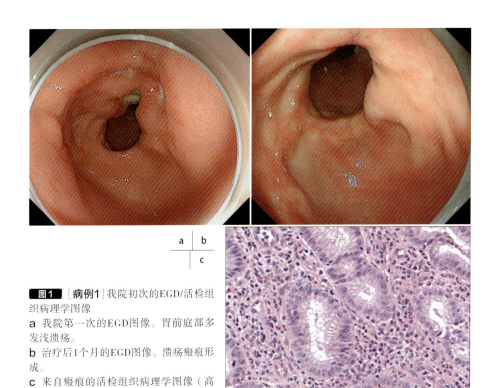

|a|b|
|---|c|

**图1** [病例1]我院初次的EGD/活检组织病理学图像

**a** 我院第一次的EGD图像。胃前庭部多发浅溃疡。

**b** 治疗后1个月的EGD图像。溃疡瘢痕形成。

**c** 来自瘢痕的活检组织病理学图像（高倍放大）。在一个视野中观察到20个以上的嗜酸性粒细胞浸润。

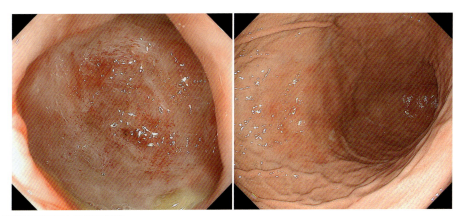

|a|b|

**图2** [病例2]我院初次的EGD图像

**a** 在十二指肠球部发现一个浅的穿凿样溃疡。

**b** 在胃角部大弯和胃体中部大弯处发现发红区域。

[增永哲平，他．十二指腸潰瘍が診断の契機になった好酸球性胃腸炎の1例．石川中病医誌 38：15～20,2016 より転載]

# 概念/定义

　　嗜酸性消化道疾病是以消化道的嗜酸性粒细胞浸润为特征的比较罕见的疾病，病因据推测与过敏有关。该疾病按病变部位分类，大致分为只在食管黏膜上皮有嗜酸性粒细胞浸润的嗜酸性食管炎和从食管到大肠的全部消化道有可能产生嗜酸性粒细胞浸润的 EGE，通过消化道症状和病理学的嗜酸性粒细胞浸润来确诊。与以纵行沟、白色渗出物、环状皱襞等特异性内镜观察结果为特征的嗜酸性粒细胞性食管炎不同，EGE 有多种非特异性内镜图像。虽然溃

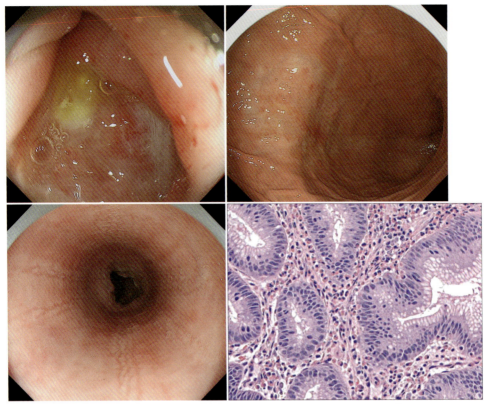

| a | b |
|---|---|
| c | d |

**图3** ［**案例2**］开始使用伏诺拉生治疗后2个月的EGD/活检组织病理学图像

**a** 十二指肠球部的溃疡没有好转。

**b** 胃部发红的区域，颜色变成褪色调。

**c** 食管出现纵行沟。

**d** 来自胃褪色区域的活检组织病理学图像（高倍放大）。在一个视野中观察到20个以上的嗜酸性粒细胞浸润。

疡性病变的情况比较少见，但也有一些如［**病例2**］中需要类固醇药物治疗的顽固性溃疡的病例，在进行治疗时始终牢记EGE的可能性。另外，有报道称，活检的诊断率在60%左右，即使1次活检为阴性，如果保守治疗没有改善，考虑到假阴性的可能性，反复进行活检也很重要。

## 诊断要点

EGE是一种可发生于整个胃肠道的疾病，内镜图像多种多样。时刻把这种疾病放在心上，根据需要进行充分的活检是很重要的。

**参考文献**

[1]増永哲平，辻国広，川崎梓，他．十二指腸潰瘍が診断の契機になった好酸球性胃腸炎の1例．石川中病医誌 38: 15–20, 2016.

[2]Kinoshita Y, Oouchi S, Fujisawa T. Eosinophilic gastrointestinal diseases: pathogenesis, diagnosis, and treatment. Allergol Int 68: 420–429, 2019.

[3]三浦優子，岩本史光，石田泰章，他．難治性十二指腸潰瘍を呈した若年性好酸球性胃腸炎の1例．日消誌 116: 668–675, 2019.

[4]西下正和，仲田文造，江頭由太郎，他．難治性多発性深掘れ潰瘍を呈した好酸球性胃腸炎の1例．胃と腸 48: 1931–1937, 2013.

[5]Jensen ET, Martin CF, Kappelman MD, et al. Prevalence of eosinophilic gastritis, gastroenteritis, and colitis: estimates from a national administrative database. J Pediatr Gastroenterol Nutr 62: 36–42, 2016.

# 先天性十二指肠膜样狭窄症

吉永 繁高 [1] 　　　小田 一郎 　　　江乡 茉衣

阿部 清一郎 　　　野中 哲 　　　铃木 晴久

斎藤 丰 　　　永村 良二 [2]

[1] 国立がん研究センター中央病院内視鏡科
〒 104-0045 東京都中央区築地 5 丁目 1-1
[2] 長野中央病院内科（現 沖縄県立北部病院
内科）

**关键词** 　先天性　十二指肠　狭窄

## 临床经过

患者 40 多岁，女性。在检查时发现十二指肠黏膜下肿瘤，被诊断为脂肪瘤，由于随着时间的推移有增大的趋势，患者被转诊到我们医院。家族史和既往病史无特殊。在我们医院的第一次上消化道内镜检查( esophagogastroduodenoscopy，EGD )中，可见之前医生指出的黏膜下肿瘤（submucosal tumor，SMT）样隆起（**图 1**）塌陷

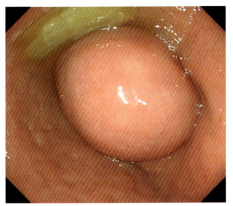

**图1** 之前医院的EGD图像。在十二指肠球部观察到具有张力感的SMT样隆起

并呈舌状形态（**图 2a**），隆起根部附着于十二指肠降部并使肠腔呈盲端（**图 2b**）。另外，伴随呼吸，隆起发生前后移动（**图 2c、d**）。

初次 EGD 后 2 天，进行了超声内镜检查（endoscopic ultrasonography，EUS），本次内镜检查中 SMT 样隆起消失（**图 3a**）。与初次检查相同，十二指肠降部仍为盲端，但在乳头侧发现瘘管（**图 3b**），将内镜插入这一部位后，发现了正常的十二指肠降部（**图 3c**）。超声内镜检查中用 20 MHz 小探头超声从十二指肠降部退镜观察，发现存在夹住黏膜下层的黏膜，即呈现镜面像的 5 层结构（**图 3d**）。建议患者做低渗十二指肠消化道造影检查，但被拒绝，故在静脉麻醉的基础上，使用氨基三甲胺葡甲胺溶液（gastrographin® 口服和灌肠）进行内镜下的消化道造影检查。消化道造影发现十二指肠降部近端见膜状、囊性结构，造影剂从乳头侧的缺损处流出至十二指肠降部（**图 4**）。

综合上述检查结果，患者诊断为先天性十二指肠膜样狭窄，但由于未观察呕吐、腹胀、腹痛等症状，故决定随访。

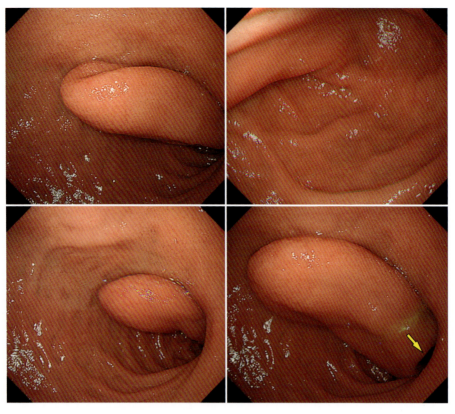

| a | b |
|---|---|
| c | d |

**图2** 我们医院初次的EGD图像

**a** 紧满感的SMT样隆起塌陷，呈舌状。

**b** 虽然在肛侧发现了附着物，但十二指肠降部为盲端。

**c、d** 隆起随着呼吸而前后移动。从后方观察，隆起侧面发现瘘管（黄色箭头）。

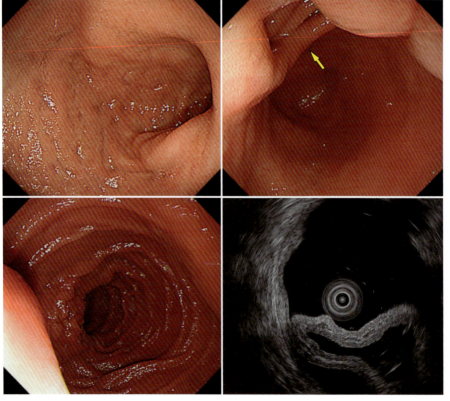

| a | b |
|---|---|
| c | d |

**图3** 我院EUS的EGD-EUS图像

**a** SMT样隆起消失。

**b** 当内镜向肛侧探查时，与前次检查一样，十二指肠降部仍为盲端，但在乳头侧发现瘘管（黄色箭头）。瘘管的对侧发现kerckring皱襞。

**c** 当内镜插入瘘管时可以达到正常的十二指肠降部。未找到主乳头。

**d** EUS呈镜面的5层结构，其中黏膜以夹着黏膜下层的方式存在。

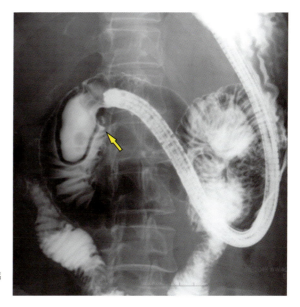

**图4** 内镜X线对比图像。十二指肠降脚近端可见膜样、囊状结构。在结构的乳头侧观察到瘘管，可见造影剂流出（黄色箭头）

## 概念/定义

先天性十二指肠膜样狭窄症是一种罕见的疾病，每9000 ~ 40000人出生时才有一例。十二指肠肠腔内存在膜样狭窄，通过小孔使口侧和肛侧的肠管相互连接。虽然它是一种先天性疾病，但据说约有30%的是成人发病。主要症状有排空延迟引起的腹胀、腹痛、呕吐等，根据膜样物中孔的大小，症状出现的时间也不同。像本病例这样的无症状病例很少见，最初无症状而被发现的病例还是很少的，所以实际数量不详。

将通过各种检查获得的本疾病的外观及特征总结如下。在上消化道造影检查中，十二指肠内囊状造影剂存积，远端的肠道逐渐显像时，可见以膜性狭窄为特征性的晕圈。另外，在EGD中可以发现胃和十二指肠扩张，膜样部可见盲端和小孔。像本例一样，膜样物因送气、吸引等原因呈降落伞状伸展或回缩。在EUS中，膜样构造物呈现出被认为是反映夹在黏膜上的镜面像的5层构造。从组织病理学结果来看，在黏膜 – 黏膜肌层 – 黏膜下层 – 黏膜肌层 – 黏膜层结构中，两侧都可观察到正常的黏膜，但也有观察不到黏膜下层的情况。

大多选择外科手术治疗，但近年来内镜治疗的报道越来越多。在本例中，膜样结构物与胆总管和胰管的开口之间的关系有很多变化，治疗前了解其解剖位置关系很重要。

## 诊断要点

诊断最重要的是要知晓一种叫作"先天性十二指肠膜样狭窄症"的疾病的存在。在此基础上，根据形态变化的十二指肠的SMT，乍一看是盲端的管腔等特征性的表现，诊断比较容易。

**参考文献**

[1]Rehbein F, Hofmann S. Knochenverletzungen im Kindesalter. Langenbecks Arch Klin Chir Ver Dtsch Z Chir 304: 539–562, 1963.

[2]Cooperman AM, Adachi M, Rankin GB, et al. Congenital duodenal diaphragms in adults: a delayed cause of intestinal obstruction. Ann Surg 182: 739–742, 1975.

[3]赤松拓司，山下幸孝，中西祐貴，他．内視鏡的に治療した十二指腸膜様狭窄症の1例．Gastroenterol Endosc 49: 1136–1144, 2007.

[4]國井伸，奥村明彦．先天性十二指腸膜様狭窄症．「胃と腸」編集委員会（編），胃と腸アトラス．医学書院，pp 278–279, 2014.

[5]大内明夫，松代隆．十二指腸狭窄，十二指腸膜様狭窄症．別冊日本臨牀 消化管症候群（上巻）．日本臨牀社，pp 736–739, 1994.

[6]渡辺稔彦，中野美和子，遠藤昌夫．先天性十二指腸膜様狭窄に対して内視鏡的膜切開・拡張術を施行した1例．日小外会誌 44: 162–166, 2008.

[7]池永照史郎一期，須貝道博，坂本義之，他．先天性十二指腸膜様狭窄症に対して内視鏡的切開を施行した1症例．日臨外会誌 70: 1383–1387, 2009.

[8]藤原利男，池口祥一，信田重光．年長児および成人にみられた先天性十二指腸膜様狭窄症の4例．腹部救急診療の進歩 8: 799–803, 1988.

**主题**

# 伴有大范围黏膜脱落的溃疡性结肠炎

大川 清孝 [1]　　佐野 弘治　　宫野 正人
山口 誓子　　仓井 修

[1]大阪市立十三市民病院消化器内科　〒532-0034 大阪市淀川区野中北 2 丁目 12-27
E-mail：okawaki@msic.med.osaka-cu.ac.jp

**关键词**　大范围黏膜脱落　溃疡性结肠炎　中毒性巨结肠　紧急手术　岛状残留黏膜

## 临床经过

患者是一名 40 多岁的男性。因腹泻逐渐加重伴发热，就诊于附近医院，被诊断为急性肠炎并入院治疗。怀疑感染性肠炎，给与抗菌药物和禁食 1 周以上并观察病情变化。但是症状未见好转，腹部平片检查显示肠道扩张加重，故而转入我院。

入院时腹部平片检查显示大肠和小肠明显扩

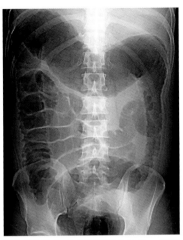

**图1** 转院当天腹部平片图像。可见整个大肠扩张，处于巨结肠状态。小肠也观察到明显的扩张

张（**图1**）。血液检查结果为 WBC 15600/μL、RBC $434 \times 10^4$/μL、Hb 12.9 g/dL、TP 4.6 g/dL、Alb 1.6 g/dL、CRP 24.4 mg/dL、ESR 44 mm/h，观察到明显炎症反应加重和低蛋白血症。为了进一步明确诊断，行紧急内镜检查。发现乙状结肠远端有明显黏膜脱落，极少量黏膜残留呈岛状，呈纵向排列（**图2**）。在黏膜脱落部分观察到似乎是肌层的纤维结构（**图2a、d**）。考虑到继续进镜风险很大，便退镜。直肠可见弥漫性小糜烂（**图3a**），考虑为溃疡性结肠炎，部分区域黏膜正常（**图3b**）。虽然考虑到这是合并中毒性巨结肠症的严重溃疡性结肠炎，但是没有这种内镜影像的经验，需要等待活检组织病理学诊断的结果，于是开始了类固醇冲击治疗。

第二天发热消失，腹部症状好转。在治疗开始后的第 3 天，CRP 5.1 mg/dL 和 WBC 4900/μL，炎症反应明显好转。虽然腹部平片检查提示小肠气体减少，但横结肠的扩张幅度增加到 10 cm，因此进行了泼尼松龙 60 mg 的血管内注射治疗（**图4**）。治疗开始后第 4 天突然出现剧烈腹痛，胸部平片发现游离气体（**图5**），诊断为穿孔而实施了急诊手术。手术时大肠呈

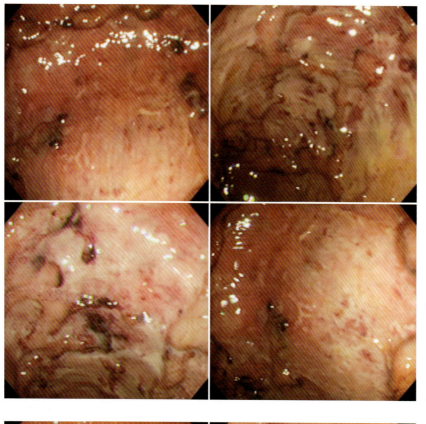

**图2** 入院当天乙状结肠远端的内镜图像。观察到黏膜明显脱落，仅发现非常少量的黏膜残留物（a~d）。在黏膜脱落部分中可以看到类似于肌层的纤维结构（a、d）

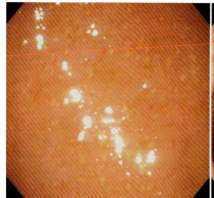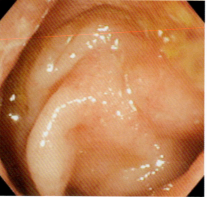

**图3** 入院当天进行直肠内镜检查。小的糜烂呈弥漫性（a），是溃疡性结肠炎的图像。部分可见正常黏膜（b）

总体菲薄化合并多处穿孔。

切除标本大体图像显示，横结肠扩张，黏膜几乎脱落。乙状结肠、降结肠、升结肠和盲肠可见大量黏膜脱落，岛状残留黏膜呈纵向排列（**图6**）。在降结肠中未观察到黏膜脱落。在切除标本的显微图像中显示，在肌层附近有很多黏膜脱落的部位，肌层几乎全部暴露（**图7**）。此外，还发现了包括肌层在内的一部分

脱落。炎性细胞浸润广泛存在。在直肠可以看到典型的溃疡性结肠炎改变。根据以上检查结果，患者被诊断为重症溃疡性结肠炎。手术后顺利出院。

## 概念/定义

本例是20多年前的病例，在严重的溃疡性结肠炎中还没有出现如此广泛的黏膜脱落的

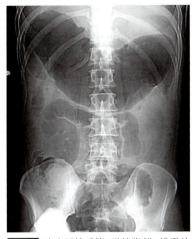

**图4** 治疗开始后第3天的腹部X线平片图像。虽然小肠气体减少，但横结肠的扩张宽度增加到10 cm

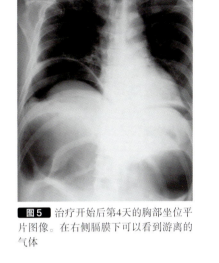

**图5** 治疗开始后第4天的胸部坐位平片图像。在右侧膈膜下可以看到游离的气体

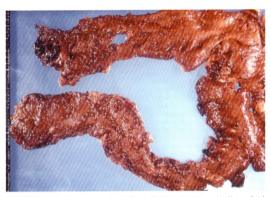

**图6** 切除标本的大体图像。横结肠扩张，黏膜几乎脱落。乙状结肠、降结肠、升结肠、盲肠黏膜广泛脱落，岛状残留黏膜呈纵向排列

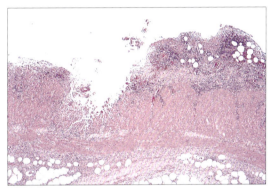

**图7** 切除标本的显微图像。很多部位的黏膜脱落到肌层附近，肌层几乎都暴露在外，可以看到包括肌层在内的一些部位已经脱落。炎性细胞浸润遍及全层

报道，笔者也是第一次有这样的经验。随后又经历了合并弥散性血管内凝血（disseminated intravascular coagulation，DIC）及中毒性巨结肠症的病例，显示出相似的内镜图像。上面这个病例中，由于有本例的经验，可以根据广泛的黏膜脱落的结果做出紧急手术的决定。

另外，通过对溃疡性结肠炎急诊手术病例的大体标本进行检查可以发现在很多病例中有黏膜脱落和岛状残存黏膜纵向排列的特征外观，并伴有广泛黏膜脱落相应的内镜图像。在直肠中未观察到这种变化，但在乙状结肠近端可以观察到这种变化，并且在乙状结肠中观察

到的比率相对较高。然后，我们报道了一篇论文，对于重症病例和手术指征不明确的情况，应该积极进行紧急内镜检查，至少观察至乙状结肠，当观察到广泛的黏膜脱落时应立即进行急诊手术。

从那以后，一例不能诊断为溃疡性结肠炎的广泛黏膜脱落的病例被介绍过来，尽管该病例有这些改变但还是完成了全结肠镜的检查。尽管仅根据广泛的黏膜脱落难以诊断溃疡性结肠炎，但根据肛侧的轻微病变进行诊断是十分重要的。与本例不同的是，在肛侧可见类圆形的深溃疡，如果注意溃疡周围有溃疡性结肠炎

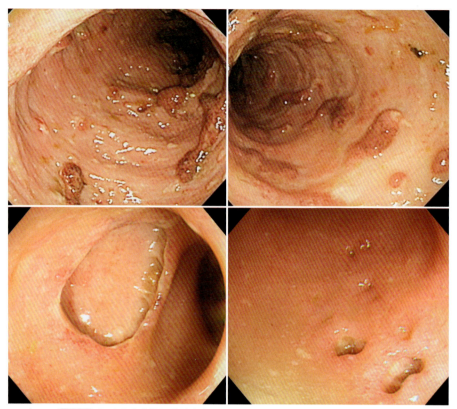

| a | b |
|---|---|
| c | d |

**图8** 广泛黏膜脱落的其他病例的内镜图像。可在整个大肠（a：横结肠；b：降结肠。另一家医院的内镜图像）内观察到广泛的黏膜脱落、暴露的肌层和岛状残留黏膜的纵向排列。直肠可见大小不一的深凹溃疡，周围可见小的糜烂和水肿（c、d：升结肠。我院内镜图像）

的迹象，就可以诊断（**图8**）。这个发现现在似乎得到了认可，但由于有这种内镜图像经验的内镜医师数量有限，所以报告了这个病例，希望能够从中获取经验。

## 诊断要点

重要的是要知道溃疡性结肠炎的重症病例会伴有广泛的黏膜脱落。如果出现这样的情况，应将内镜拔出而不是插入近端，并考虑行急诊手术的指征。

**参考文献**

[1]渡辺憲治，大川清孝，木岡清英，他．DICおよびtoxic megacolonを合併した潰瘍性大腸炎の1例．Gastroenterol Endosc 38；1979–1984，1996．

[2]大川清孝，追矢秀人，佐野弘治，他．潰瘍性大腸炎緊急手術例の臨床的検討—手術決定の指標に関する検討．日本大腸肛門病会誌 52；48–56，1999．

# 表现为快速黏膜内去分化的
# 溃疡性结肠炎相关的多原发性大肠癌

岩男 泰[1]　　下田 将之[2]

[1] 慶應義塾大学病院予防医療センター
〒160-8582 東京都新宿区信濃町 35
E-mail : iwao@keio.jp
[2] 慶應義塾大学医学部病理学教室

**关键词**　溃疡性结肠炎　结肠癌　异型增生　监视

## 临床经过

患者是一名 50 多岁的女性。接受了 10 年的高血压药物治疗（服用坎地沙坦和氨氯地平）。200×—2008 年间，自觉腹泻、黏液便、腹痛，并逐渐加重，于是就诊于附近的医院。结肠镜检查显示为全结肠型溃疡性结肠炎

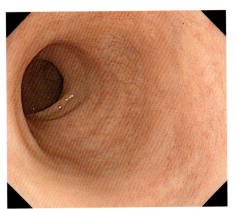

**图1**　乙状结肠远端结肠镜图像。轻度炎症持续存在，黏膜变得混浊，血管透见性减弱

（ulcerative colitis，UC）。5- 氨基水杨酸制剂虽然能够改善症状，但效果不佳，口服类固醇药物后得到临床缓解。然而，在类固醇治疗逐渐减量期间复发，即使在接受白细胞吸附疗法和给与免疫调节剂后，仍持续轻度活动，尽管是轻症，但已发展为慢性持续型。

200× 年以随访为目的实施了肠镜检查。左侧结肠的结肠袋消失，肠道缩短，呈铅管状，黏膜混浊，血管透见性降低（**图 1**）。乙状结肠近端有许多浅而宽的凹陷（**图 2a**），凹陷表面因靛胭脂染色而变得更加清晰（**图 2b**）。在边缘发现炎性息肉（**图 2a、b**）。凹陷表面相对光滑但比较脆弱，接触内镜、注气和注水容易引起出血（**图 2c、d**）。在隐窝之间的黏膜中可观察到部分血管透见。窄带成像（narrow band imaging，NBI）放大观察显示，尽管大部分凹陷间黏膜区透见血管直径扩张，但血管形态几乎一致并形成网格。粗大的异常血管和 AVA（avascular area）也随处可见（**图 2e**）。凹陷部的表面结构难以观察，可以观察到不同直径的异常血管的破碎和破裂（**图 2f**）。

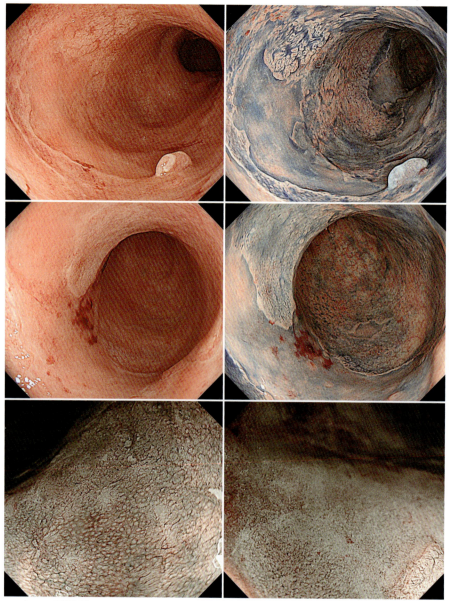

| a | b |
|---|---|
| c | d |
| e | f |

**图2** 乙状结肠的肠镜检查

**a** 正常内镜图像。有许多浅而宽的凹陷，部分边缘可见炎性息肉。

**b** 靛胭脂染色图像。凹陷表面变得更清晰。

**c、d** 口侧发生溃疡，凹陷间黏膜上散见血管透见图像。凹陷表面易碎，接触内镜、注气、注水时容易出血。

**e** NBI放大图像。在凹陷之间的黏膜血管模式中观察到网格形成，但也观察到无血管区域和增粗的异常血管。

**f** 在凹陷处观察到不同直径的异常血管和碎片化、破碎的血管图像，无结构区域扩大。

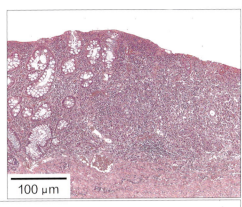

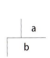
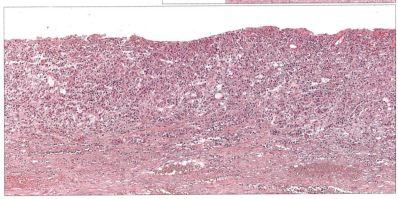

**图3** 凹陷部和周围黏膜交界处的组织病理学图像
**a** 从非肿瘤部黏膜连续向低分化、未分化型腺癌组成的凹陷部过渡。
**b** 观察到广泛保留在黏膜中的低分化和未分化腺癌。

在凹陷表面进行的活检中发现了低分化腺癌，在非凹陷部位表面进行多个部位的活检中也检测到异型增生。诊断为广泛多发的溃疡性结肠炎相关的结肠癌和异型增生，并进行了结肠全切除术和回肠储袋肛管吻合手术。切除标本上从非肿瘤部的黏膜开始连续向低分化、未分化型腺癌构成的凹陷部过渡（**图3a**）。此外，广泛存在于黏膜内的低分化和未分化腺癌（**图3b**）经常被非肿瘤黏膜间隔开呈多发病灶的形式发生发展。术前实施钡灌肠检查显示，大肠内的结肠袋消失，呈铅管状，乙状结肠至降结肠处有多处浅凹陷（**图4**）。

## 概念/定义

与 UC 相关的结肠癌，通过称为炎症—发育异常—癌的续贯致癌途径，表现出与正常结肠癌不同的性状和特征，它被称为 UCAN（结肠炎相关结直肠癌，UC 相关瘤变）。据分析，10 年累积致癌率为 1.8%，20 年为 8.3%，30 年为 18.4%，也有 20 年 2.5%，30 年 7.6%，40 年后 10.8% 的数据报告。

风险因素包括患病年限（长期）、患病范围（全结肠炎）、结肠癌家族史、合并原发性硬化性胆管炎（primary sclerosing cholangitis，PSC）以及年轻人发病等。结肠镜检查结果的危险因素包括严重炎症、炎性息肉、管腔变窄以及肠道缩短等。平均发病年龄在 40 ~ 50 岁之间，其发病年龄通常比正常结直肠癌发病年龄低，20 ~ 30 岁的发病并不少见。由于近年来病理研究及治疗方法的进步，UC 在急性期的预后有了很大改善。因此，合并癌是决定 UC 预后的最重要因素。

作为病理特征，未分化和低分化癌的比例较高。像本病例一样在黏膜内迅速去分化的病变也不少。由于本疾患显示出同时性和异时性的多发倾向，因此治疗方针是结肠全切除术。

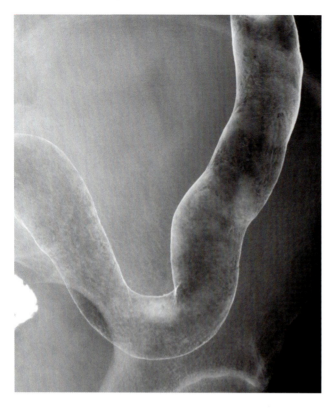

TP53 基因在肿瘤发展的早期就出现异常，而在低异型性肿瘤阶段 p53 蛋白的过表达率很高。

另外，作为 TP53 基因异常的另一种模式，存在 p53 免疫染色完全阴性的病变。

## 诊断要点

定期进行内镜癌症监测以早期发现。从发生部位来看，直肠和乙状结肠的发生率较高。在本中心的病例中，大约 80% 发生在直肠、乙状结肠表现为深部浸润的病变也几乎都发生在直肠、乙状结肠。然而，它并不容易发现也是一个事实，因为它是在炎症的黏膜背景下发生的。外观与正常肿瘤不同，多表现为低矮的颗粒状或绒毛状隆起结构，异型增生的病变初期呈平坦型。以前认为内镜检查难以识别，采用的是随机采集大量活检组织的方法，但近年来发现，最好的方法是配合色素染色进行仔细的内镜观察和精准活检。在本中心的病例中，经内镜诊断的平坦型异型增生被认为具有与周围背景黏膜略有不同的表面结构和发红。靛胭脂染色法具有优异的通用性，可以覆盖远景、近景和放大观察，还具有增强异常发红的过滤效果。为了发现初期病变，将黏膜性状变化的边界、发红区域的边界作为关注区域，同时使用色素染色进行详细检查是很重要的。正确记录活检部位，注意进行可重复性检查也是很重要的。

## 参考文献

[1]Eaden JA, Abrams KR, Mayberry JF, et al. The risk of colorectal cancer in ulcerative colitis. A meta-analysis. Gut 48: 526-535, 2001.

[2]Rutter MD, Saunders BP, Wilkinson KH, et al. Thirty-year analysis of a colonoscopic surveillance program for neoplasia in ulcerative colitis. Gastroenterology 130: 1030-1038, 2006.

[3]Velayos FS, Loftus EV Jr, Jess T, et al. Predictive and protective factors associated with colorectal cancer in ulcerative colitis: a case-control study. Gastroenterology 130: 1941-1949, 2006.

[4]Rutter MD, Saunders BP, Wilkinson KH, et al. Cancer surveillance in longstanding ulcerative colitis: endoscopic appearances help predict cancer risk. Gut 53: 1813-1816, 2004.

[5]Mutaguchi M, Naganuma M, Sugimoto S, et al. Difference in the clinical characteristic and prognosis of colitis-associated cancer and sporadic neoplasia in ulcerative colitis patients. Dig Liver Dis 51: 1257-1264, 2019.

[6]Sugimoto S, Shimoda M, Iwao Y, et al. Intramucosal poorly differentiated and signet-ring cell components in patients with ulcerative colitis-associated high-grade dysplasia. Dig Endosc 31: 706-711, 2019.

[7]Van Assche G, Dignass A, Bokemeyer B, et al. Second European evidence-based consensus on the diagnosis and management of ulcerative colitis part 3: special situations. J Crohns Colitis 7: 1-33, 2013.

[8]下田将之, 岩男泰, 亀山香織, 他. 消化管粘膜内腫瘍の見方, 考え方, そのエビデンス―炎症性腸疾患. 病理と臨 37: 741-747, 2019.

[9]Sugimoto S, Naganuma M, Iwao Y, et al. Endoscopic morphologic features of ulcerative colitis-associated dysplasia classified according to the SCENIC consensus statement. Gastrointest Endosc 85: 639-646, 2017.

[10]Watanabe T, Ajioka Y, Mitsuyama K, et al. Comparison of targeted vs random biopsies for surveillance of ulcerative colitis-associated colorectal cancer. Gastroenterology 151: 1122-1130, 2016.

[11]岩男泰, 下田将之, 三上修治, 他. 炎症性腸疾患の拡大内視鏡診断―腫瘍. 胃と腸 51: 690-699, 2016.

# 消化系统移植物抗宿主病

小村 成臣[1]　　小山 惠司　　尾嵜 隼人

前田 晃平　　大森 崇史　　堀口 德之

城代 康贵　　镰野 俊彰　　大久保 正明

舩坂 好平　　长坂 光夫　　中川 义仁

柴田 知行　　大宫 直木

[1] 藤田医科大学医学部消化器内科学 I
〒470-1192 豊明市沓掛町田楽ヶ窪 1 番地 98

**关键词**　　GVHD　移植物抗宿主病　橘皮样

## 临床经过

患者是一名 30 多岁的女性。10 岁时罹患 1 型糖尿病使用胰岛素治疗，但由于慢性肾衰竭而进行透析，30 岁时进行胰肾同时移植。之后口服类固醇、他克莫司、吗替麦考酚酯等。移植 2 年后，由于腹泻持续了 6 周，被介绍到本科室接受治疗。结肠镜检查显示回肠末端有散在的溃疡（**图 1a**）、在盲肠中存在环状狭窄的溃疡瘢痕（**图 1b**）以及散在的不规则糜烂（**图 1c、d**）。从盲肠到乙状结肠，观察到血管透见性消失图像（**图 1e ~ g**）和橘皮样外观。

活检组织病理学发现从盲肠到升结肠出现以嗜酸性粒细胞、淋巴细胞和浆细胞为主的高度炎性细胞浸润，以及隐窝减少和萎缩（**图 2a**）。在剩余的隐窝中观察到再生性增生（Ki-67 阳性细胞增多），偶尔观察到细胞凋亡（**图 2b**）。从横结肠到降结肠，在腺体基部观察到爆米花样细胞凋亡（γ-H2AX 免疫染色阳性），并观察到类似的高度炎症

和隐窝萎缩。Ziehl-Neelsen 染色阴性，DFS（direct fast scarlet）染色阴性，无巨细胞病毒（cytomegalovirus，CMV）感染阳性图像，在组织病理学上与移植物抗宿主病（graft-versus-host disease，GVHD）的结果一致。据此诊断为消化道 GVHD，并进行胰酶制剂替代治疗，腹泻好转出院。

## 概念/定义

GVHD 是一种由供体淋巴细胞引起的组织疾病，发生在造血干细胞移植后。主要靶器官包括皮肤、消化道和肝脏，表现出各种症状。根据 2018 年 4 月出版的造血细胞移植指南 GVHD 第 4 版，急性 GVHD 分为移植后 100 天内发生的典型急性 GVHD 和 100 天后发生的非典型急性 GVHD。

典型急性 GVHD 是胆汁淤积性肝炎引起的具有斑丘疹样皮疹、恶心、呕吐、消瘦、水样腹泻、肠梗阻、黄疸等典型临床症状的一组。非典型急性 GVHD 包括典型急性 GVHD 的临床

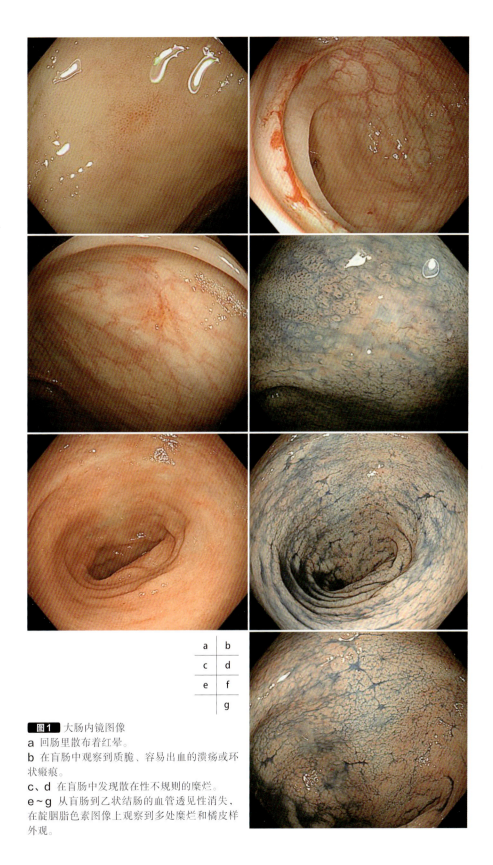

|  a  |  b  |
| :-: | :-: |
|  c  |  d  |
|  e  |  f  |
|     |  g  |

**图1** 大肠内镜图像

a 回肠里散布着红晕。

b 在盲肠中观察到质脆、容易出血的溃疡或环状瘢痕。

c、d 在盲肠中发现散在性不规则的糜烂。

e～g 从盲肠到乙状结肠的血管透见性消失，在靛胭脂色素图像上观察到多处糜烂和橘皮样外观。

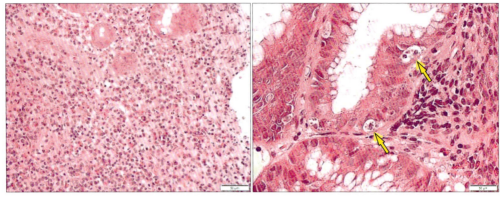

**图2** 活检组织病理学图像

a 盲肠活检。有高度炎性细胞浸润，主要由嗜酸性粒细胞、淋巴细胞和浆细胞组成，节段性隐窝减少（segmental crypt loss）和萎缩。

b 乙状结肠活检。在腺体底部观察到具有液泡变性的爆米花样细胞凋亡（exploding crypt necrosis）（黄色箭头）。

症状后持续存在 100 天的持续型，以及曾好转的急性 GVHD 在 100 天后复发的复发型，包括 100 天后新发的迟发性急性 GVHD。

慢性 GVHD 分为传统的典型慢性 GVHD 和重叠型 GVHD（overlap syndrome）。其中重叠型 GVHD 诊断为慢性 GVHD 的患者具有一个或多个急性 GVHD 症状（无论改善与否）。慢性 GVHD 的诊断与发病时间无关。因此，诊断慢性 GVHD 时并存急性 GVHD 的情况、诊断慢性 GVHD 后出现急性 GVHD 的情况，甚至即使慢性 GVHD 症状改善，但曾经被诊断过的患者再次出现急性 GVHD 的情况，都被诊断为重叠型 GVHD。

急性 GVHD 的诊断标准是皮肤、肝脏和消化道中至少一个器官有障碍（皮疹、苔藓、腹泻），并且否认其他与 GVHD 相似的疾病。慢性 GVHD 的诊断标准包括至少一种诊断体征（扁平苔藓样皮疹、食管蹼、上段食管狭窄、脊髓炎、活检证实的阻塞性支气管炎等）或活检证实有其他检查支持的一种特征性体征（皮肤色素脱失、指甲发育不良、脱发、鳞屑、口干、干眼症、干燥性角结膜炎、生殖器皮疹 / 溃疡、肌炎等），并排除其他疾病。还观察到胰腺外分泌能力降低。

GVHD 的消化道病变主要表现为急性 GVHD，几乎所有急慢性 GVHD 病例都会出现腹泻。上部好发于胃，下部好发于回肠末端至深部结肠，内镜检查未见发红、糜烂、水肿等特异性表现，黏膜严重弥漫性水肿常见，称为橘皮样（orange peel appearance）、玳瑁纹（tortoiseshell pattern）等。消化道 GVHD 的组织病理学图像显示，上皮细胞凋亡并伴有淋巴细胞浸润，多见于肠道隐窝底部。

对于急性 GVHD 的治疗，由于轻度病例可自发缓解，原则上治疗对象为严重程度 Ⅱ 度以上。对于慢性 GVHD 的治疗，通常适用于中度或以上级别患者的全身治疗。在钙调神经磷酸酶抑制剂量减少期间病情加重时应增加剂量，在使用维持量的钙调神经磷酸酶抑制剂的过程中发病或加重的慢性 GVHD 或病情迅速进展时应使用全身性类固醇（泼尼松龙 1 mg/kg）。全身治疗通常需要 1 ~ 3 年。用胰酶制剂替代治疗可能对胃肠道症状有效，因为它可能因胰腺外分泌能力下降而复杂化。

## 诊断要点

由于消化道 GVHD 类似于 CMV 等病毒性胃肠炎和肠型 TMA（thrombotic microangiopathy，血栓性微血管病），因此很难鉴别。它们相互融合的情况并不少见。因此，重要的是通过内镜仔细观察消化道 GVHD 的情况，并在怀疑 GVHD 的情况下进行活检。此外，还需要结合其他器官的检查结果进行综合诊断。

**参考文献**

[1]日本造血細胞移植学会. 造血細胞移植ガイドライン GVHD，第4版. 2018.
[2]岩男泰，矢島知治，泉谷幹子，他. 代表的な免疫異常における消化管病変の特徴―消化管GVHD. 胃と腸 40: 1172–1184, 2005.
[3]小野尚子，加藤元嗣，久保田佳奈子，他. Graft-versus-host diseaseの消化管病変. 胃と腸 46: 283–293, 2011.
[4]稲本賢弘. 移植後長期フォローアップと慢性GVHD. 日造血細胞移植会誌 6: 84–97, 2017.
[5]南谷泰仁. 造血幹細胞移植の副作用と対策―移植片対宿主病（GVHD）（病態，予防，治療）―慢性GVHD. 日臨 74（Suppl 10）: 371–379, 2016.

# 来源于无蒂锯齿状病变伴异型增生（SSLD）的 pT1b 黏液癌 1 例

永田 信二[1]　　　鸭田 贤次郎[2]　　　金子 真弓[3]

[1] 广岛市立安佐市民病院消化器内科
〒 731-0293 广岛市安佐北区可部南 2 丁目 1-1　E-mail：s-nagata@asa-hosp.city.hiroshima.jp
[2] 同　内视镜内科
[3] 同　病理诊断科

**关键词**　无蒂锯齿状病变　无蒂锯齿状腺瘤 / 息肉　异型增生　WHO 分类

## 临床经过

患者是一名 60 多岁的女性。20×× 年以定期检查为目的进行的结肠镜检查，显示横结肠弯曲处有病变。白光观察发现一个直径为 5 mm 的隆起型病灶，边缘是一个直径为 5 mm 的扁平隆起型病灶，肉眼诊断为 0- Ⅰ s+ Ⅱ a（**图 1a**）。窄带成像（narrow band imaging，NBI）放大观察发现，隆起部分（Ⅰ s）呈规则的 surface pattern 和 vessel pattern，但隆起的顶部有凹陷，血管直径较粗且不规则 vessel pattern 及其周围的 surface pattern 不清楚（**图 1b、c**）。在靛胭脂色素图像中，扁平隆起部分（Ⅱ a）观察到黏液附着（**图 2a、b**）。通过放大观察，隆起顶部凹陷清晰可见，仅凹陷处可见肿瘤性 pit，周边呈 Ⅰ ~ Ⅱ 型 pit pattern（**图 2c**）。

综上所述，诊断为锯齿状病变伴异型增生，进行内镜下黏膜切除术（endoscopic mucosal resection，EMR）。

从组织病理学看，扁平隆起部分的隐窝扩张，隐窝不规则分叉，隐窝底部呈 L 形，诊断为 SSL。肿瘤成分从黏膜至隆起部黏膜下层呈实性，观察到主要在黏膜下形成黏液池的图像，故诊断为黏液腺癌。Desmin 染色显示黏膜肌层完全断裂，从表层测量浸润深度为 SM 937 μm，水平切缘和垂直切缘均为阴性，但观察到淋巴管浸润（**图 3**）。

最终病理诊断为 pT1b，无蒂的黏液性癌呈锯齿状伴异型增生，Ly1a，V0，HM0，VM0。在追加实施的伴随淋巴结清扫的外科手术中，未发现残存肿瘤和淋巴结转移。

## 概念/定义

2010 年版 WHO 分类中，无蒂锯齿状腺瘤 / 息肉（sessile serrated adenoma/polyp，SSA/P）的诊断标准为锯齿状隐窝的延伸但缺乏异型性，由于增殖区分布不均匀导致深度不规则和囊性扩张的不对称隐窝变形。线性腺管也有可

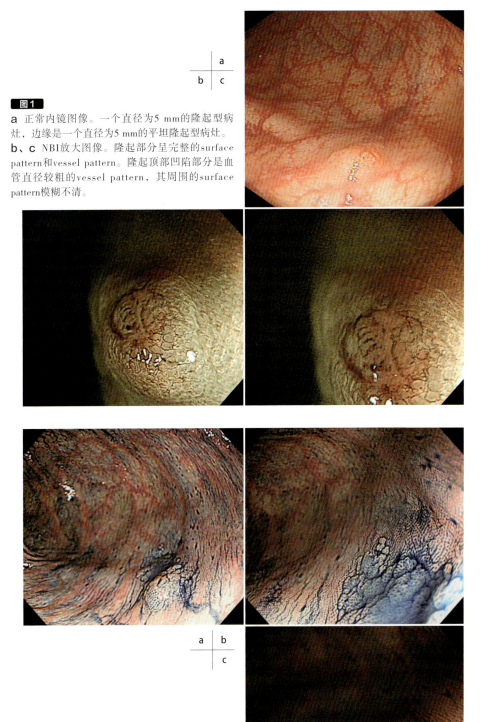

**图1**

a 正常内镜图像。一个直径为5 mm的隆起型病灶，边缘是一个直径为5 mm的平坦隆起型病灶。

b、c NBI放大图像。隆起部分呈完整的surface pattern和vessel pattern。隆起顶部凹陷部分是血管直径较粗的vessel pattern，其周围的surface pattern模糊不清。

**图2**

a、b 靛胭脂色素图像。在扁平隆起部分（Ⅱa）中观察到黏液附着。

c 放大的图像。仅在隆起顶部的凹陷处发现肿瘤性pit，但在其周围发现了Ⅰ~Ⅱ型pit pattern。

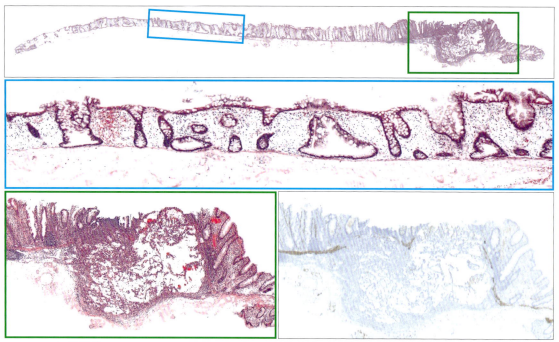

**图3** 组织病理学图像。在扁平隆起部分（**b**和**a**的蓝框放大图像）观察到隐窝扩张，隐窝的不规则分支以及隐窝底部呈L形。在隆起部分（**c**和**a**绿框放大图像），肿瘤成分从黏膜到黏膜下层为实性，观察到主要在黏膜下方形成黏液池的图像，诊断为黏液癌。Desmin染色（**d**）显示黏膜肌层完全断裂，从表层测量浸润深度为SM 937 μm

能混在一起，但小于整体腺管的一半，如果观察到连续 2 ~ 3 个腺管符合 SSA/P 的情况，就诊断为 SSA/P。

此外，2018 年颁布的日本大肠癌处理条例第 9 版制定的 SSA/P 诊断标准为：①隐窝扩张；②隐窝不规则分支；③隐窝底部的水平方向变形（倒 T 形、L 形），在病变 10% 以上区域观察到两个或更多的上述改变。

在 2019 版 WHO 分类中，将名为 SSA/P 的名称改为 SSL（sessile serrated lesion）。在以前的版本中，将 SSA/P 的一部分中出现管状腺瘤样的核肿大，伴有核异型的异型腺管的情况称为 SSA/P 伴细胞学异常增生，而在最新版中，对包括结构异型和细胞异型在内进行更详细的研究并新提出 SSLD（sessile serrated lesion with dysplasia）。在最新版本中，将以下 4 点列为 SSL 中出现的非典型病变的特征：①与周围 SSL 病灶的边界清晰；②组织学比正常腺瘤明显多样化；③绒毛状、隐窝延伸、隐窝充血、分支结构复杂、筛状结构、锯齿状结构等各种结构过多或消失；④细胞学特征。例如 a）普通腺瘤的肠上皮异型；b）锯齿状腺瘤异型，核仁明显，圆形核和嗜酸性囊泡，显示许多核分裂像；c）核异型性虽少见，但囊泡内黏液空泡增大，如黏液过度产生性上皮等。在 SSLD 中，一个病灶内经常会出现多种多样的组织病理学图像。不建议将异型增生的程度分为高级别和低级别两个等级。

**参考文献**

[1]Bosman FT, Carneiro F, Hruban RH, et al（eds）. WHO Classification of Tumours of the Digestive System, 4th ed. IARC press, Lyon, 2010.

[2]大腸癌研究会（編）. 大腸癌取扱い規約，第9版. 金原出版，2018.

[3]WHO Classification of Tumours Editorial Board（eds）. WHO Classification of Tumours, Digestive System Tumours, 5th ed. IARC press, Lyon, 2019.

# 直肠肛门恶性黑色素瘤 1 例

十仓 淳纪[1]　　斋藤 彰一　　安江 千寻
井出 大资　　千野 晶子　　五十岚 正广
河内 洋[2]

[1] がん研究会有明病院消化器内科
　〒135–8550 東京都江東区有明 3 丁目 8–31
　E-mail : jyunki.tokura@jfcr.or.jp
[2] 同　臨床病理センター病理部

**关键词**　**直肠肛门　恶性黑色素瘤　转移性胃癌**

## 临床经过

患者是一名 50 多岁的女性。她因肛门疼痛去看了附近的医生，并被指检出一个病变而被转诊到我们医院。既往病史没有特别记录事项。我们医院的下消化道内镜检查（total colonoscopy，TCS，**图 1**）显示从肛门边缘脱出的巨大黑色肿块（**图 1a ～ c**）。在盲肠（**图 1d**）、升结肠（**图 1e**）和上段直肠（**图 1f**）中散布着黑色隆起型病变和色素沉着。上消化道内镜检查（esophagogastroduodenoscopy，EGD）（**图 2**）发现胃角后壁（**图 2a**）和胃体中部大弯处（**图 2b**）有黑色素沉着伴有糜烂。

CT 显示双侧腹股沟淋巴结肿大。综上所述，考虑为直肠肛门恶性黑色素瘤（anorectal malignant melanoma，AMM），根据皮肤恶性黑色素瘤分期（第 7 版 AJCC 皮肤黑色素瘤分期）诊断为 cT4bN0M1，cStage Ⅳ。由于肛门疼痛以及出血控制不佳，对 AMM 进行了经肛门局部切除术。

新鲜切除标本的肉眼观察见**图 3a**，HE 染色全貌见**图 3b**。切除标本的组织病理学观察（**图 4**）发现，肿瘤细胞从靠近肛门边缘的鳞状上皮正下方向固有肌层充实性浸润（**图 4a**）。在高倍放大图像中（**图 4b**），可见具有大核小体的圆形细胞的密集增殖。在肿瘤细胞质中发现大量的与黑色素颗粒相对应的棕色色素。免疫染色（**图 4c、d**）显示，melanA、S100、HMB-45、SOX10 均呈阳性，诊断为 AMM。

手术后进行化疗（DAV 疗法）。第一次就诊后 8 个月的血液检查显示贫血加重，并再次进行 TCS 和 EGD。TCS 结果（**图 5a、b**）可见，如**图 1** 所示的盲肠、升结肠和直肠的黑色隆起型病变有明显增大的倾向。EGD 结果（**图 5c、d**）可见，如**图 2** 所示的胃角后壁、胃体中部大弯处有黑色素沉着糜烂，为非肿瘤黏膜覆盖的黏膜下肿瘤（submucosal tumor，SMT）样隆起的溃疡性病变。

后来出现了脑转移和肺转移，停止了化疗。在第一次就诊 14 个月后，患者去世。

## 概念/定义

AMM 是一种来源于黑色素细胞的恶性肿瘤，黑色素细胞是神经嵴起源细胞和黑色素产

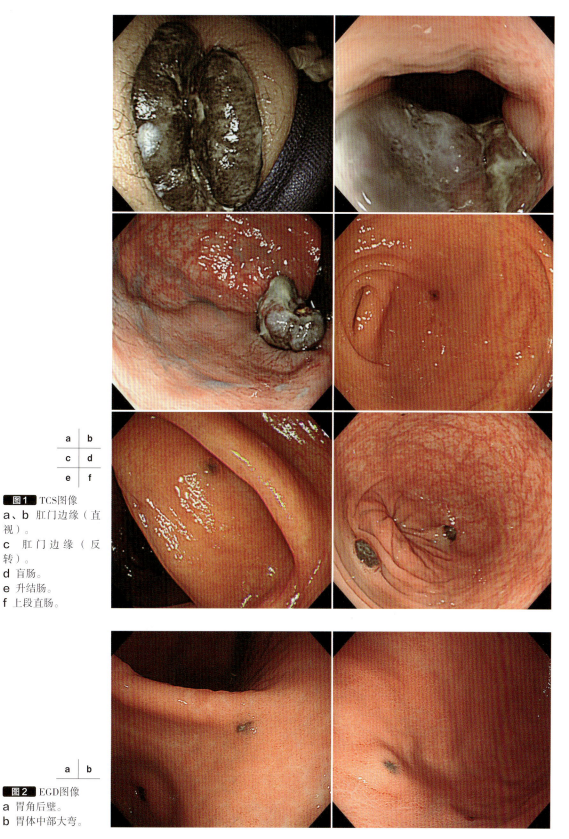

**图1** TCS图像
**a、b** 肛门边缘（直视）。
**c** 肛门边缘（反转）。
**d** 盲肠。
**e** 升结肠。
**f** 上段直肠。

**图2** EGD图像
**a** 胃角后壁。
**b** 胃体中部大弯。

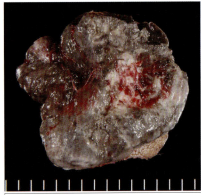

a | 
---|---
  | b

**图3**
a 新鲜切除的标本。
b 最大切割面放大图像（HE染色）。

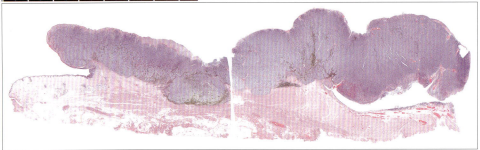

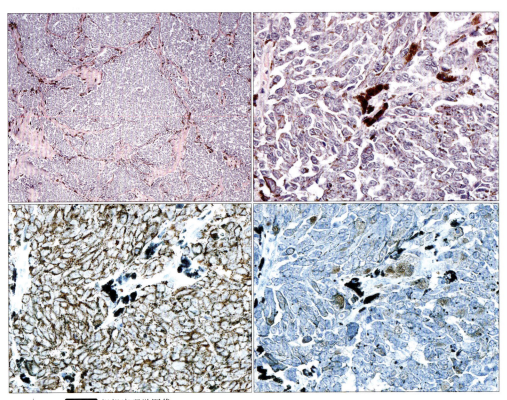

a | b
---|---
c | d

**图4** 组织病理学图像
a HE染色的低倍放大图像。
b HE染色的高倍放大图像。
c melanA免疫染色高倍放大图像（核染是Giemsa染色）。
d S100免疫染色高倍放大图像（核染是Giemsa染色）。

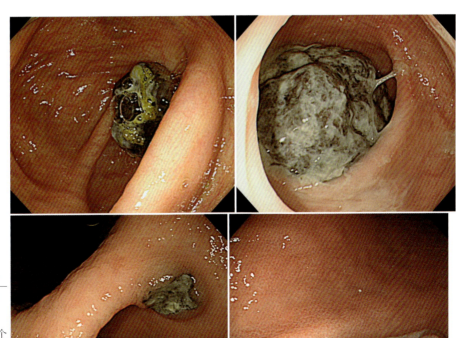

|   |   |
|---|---|
| a | b |
| c | d |

**图5** 8个月后的结果
a、b TCS图像。a：8个月后的图1a。b：8个月后的图1c。
c、d EGD图像。c：8个月后的图2a。d：8个月后的图2b。

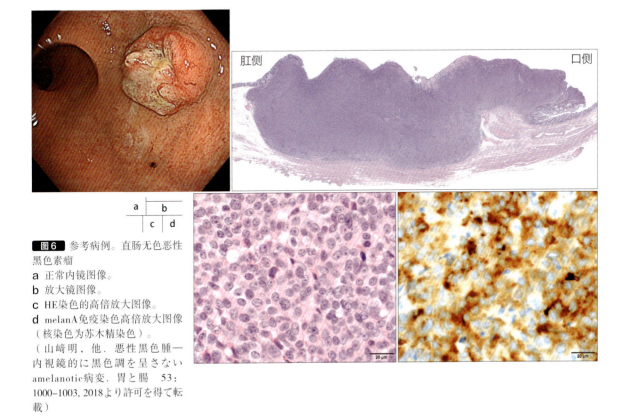

肛側　　　　　　　　　　　　　　　　　　口側

|   |   |
|---|---|
| a | b |
| c | d |

**图6** 参考病例。直肠无色恶性黑色素瘤
a 正常内镜图像。
b 放大镜图像。
c HE染色的高倍放大图像。
d melanA免疫染色高倍放大图像（核染色为苏木精染色）。
（山﨑明，他．悪性黒色腫─内視鏡的に黒色調を呈さないamelanotic病変．胃と腸 53：1000-1003, 2018より許可を得て転載）

生细胞。虽然起源于消化道的 AMM 很少见，但直肠 - 肛门区域被认为与食管并列为最常见的部位，据报道，日本的患病率为所有 AMM 的 4.6% 和直肠 - 肛门恶性肿瘤的 0.38%。好发年龄为 50 ~ 70 岁，男性约为女性的 2 倍。据报道，肛肠区 AMM 易发生早期淋巴管和血行转移，预后较差，AMM 平均生存期为 8 ~ 25 个月，5 年生存率为 4.6% ~ 15%。在形态学上，它为从色素沉着的小痔核样到形成齿状线附近的深溃疡和隆起的肿块等多种形态。在某些情况下，可观察到全部或部分棕色至黑色色素沉着，并在原发病变周围的皮肤和黏膜下层观察到卫星病变（satellite lesion）。另外，有报告显示，6.6% ~ 26.4% 为肉眼不呈现黑色色调的低色素性或无色素性（amelanotic）病变，诊断可能很困难。作为参考，**图 6** 显示了无色素病变的 TCS 发现、放大镜图像以及组织病理学表现。

## 诊断要点

当发现隆起型病变，部分或全部呈棕色至黑色时，就比较容易诊断是本病。在无色素病变的情况下，不仅与恶性淋巴瘤、GIST、平滑肌瘤等非上皮性肿瘤难以区分，有时还很难与直肠癌、神经内分泌肿瘤等上皮性肿瘤进行鉴别。明确诊断需要活检组织学诊断。当黑色素颗粒丰富时诊断相对容易，但当黑色素颗粒不明显时，仅通过细胞形态和生长方式难以确诊，需要通过免疫组化染色来确定。

**参考文献**

[1]岡部聡，中島和美，金子慶虎，他．直腸肛門部悪性黒色腫自験例と本邦報告137例の検討．日本大腸肛門病会誌 40: 401–407, 1987.

[2]山田粛，朝倉元晴，富永正中，他．直腸悪性黒色腫の長期生存例．外科 32: 969–971, 1970.

[3]Tokunou K, Yamamoto T, Toshimitsu H, et al. A case of rapidly progressing anorectal malignant melanoma. 癌と化療 39: 2292–2294, 2012.

[4]Patrick RJ, Fenske NA, Messina JL. Primary mucosal melanoma. J Am Acad Dermatol 56: 828–834, 2007.

[5]Isenberg GA. Malignant tumors of the anal canal. In Corman ML, Nicholls RJ, Fazio VW, et al（eds）. Corman's Colon and Rectal Surgery, 6th ed. Wolters Kluwer Health/Lippincott Williams & Wilkins, Philadelphia, pp 991–1013, 2013.

[6]桑田剛，小泉浩一，江頭秀人，他．潰瘍型を呈した無色素性直腸肛門部悪性黒色腫の1例．胃と腸 47: 403–412, 2012.

[7]山﨑明，斎藤彰一，高松学，他．悪性黒色腫—内視鏡的に黒色調を呈さないamelanotic病変．胃と腸 53: 1000–1003, 2018.

[8]河内洋，中野薫．食道—悪性黒色腫．胃と腸 55: 387–389, 2020.

# 小肠海绵状淋巴管瘤

冈 志郎 [1]　　　田中 信治 [2]　　　饭尾 澄夫 [1]

壶井 章克　　　隅冈 昭彦　　　茶山 一彰

[1] 広島大学病院消化器・代謝内科
〒 734-8551 広島市南区霞 1 丁目 2-3
E-mail : oka4683@hiroshima-u.ac.jp
[2] 同　内視鏡診療科

**关键词**　海绵状淋巴管瘤　小肠　出血　胶囊内镜　球囊内镜

## 临床经过

患者是一名 30 多岁的男子。由于全身倦怠乏力进行检查，血液检查结果为 Hb 4.9 g/dL，属于重度贫血，并进行了上、下消化道内镜检查和增强 CT，但未能发现引起贫血的病变。口服铁制剂开始 4 个月后 Hb 11.3 g/dL，可见有所好转。之后为求小肠检查转诊到我科。

家族史、既往史无特别记录。入院时的体征：身高 167.6 cm，体重 49.4 kg，血压 139/81 mmHg，脉搏 85 次 /min，体温 36.5 ℃，体格检查未发现异常。

我科小肠胶囊内镜检查显示回肠深部活动性出血（**图 1a**），但因血液潴留难以确定出血部位（**图 1b**）。2 天后进行的经口双球囊小肠内镜检查（double balloon enteroscopy，DBE）显示回肠深部有一个结节状分叶状隆起型病灶，病灶呈白色至淡黄色，约占管腔半周（**图 2a**）。观察中发现病变部有活动性出血，但可自然止血（**图 2b**）。此外，部分区域还观察到粗大的结节状部位，并在表面观察到 SMT 样隆起和白点（**图 2c**）。在病变的肛侧观察到一

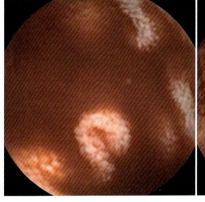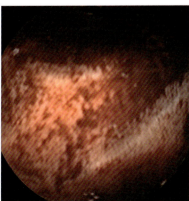

**图1**　胶囊内镜图像
a　在回肠深部观察到活动性出血。
b　没能判断出明显的出血源。

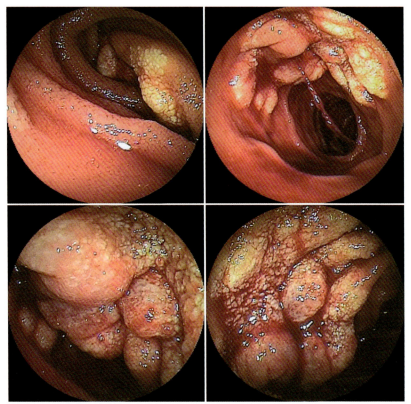

| a | b |
|---|---|
| c | d |

**图2** 经口DBE图像

**a** 观察到白色的隆起型病变。

**b** 送气后观察病变的整体情况，可见分叶结节状隆起型病灶占管腔半周，呈白色至微黄色，病变中心部虽有出血，但可自然止血。

**c** 结节部的局部放大图像。表面观察到SMT样隆起和白点。

**d** 病变肛侧的局部放大图像。在某些部位观察到微细颗粒状隆起和渗出物。

些细颗粒状隆起和渗出物（**图2d**）。

综上所述，诊断小肠淋巴管瘤为出血源，并进行了腹腔镜小肠切除术（**图3a**）。病理组织学的结果显示，在黏膜至黏膜固有层中发现中大型不规则的无异型的淋巴管增生，毛细血管内发现红细胞（**图3b、c**）。部分增生的管腔内衬有 D2-40 阳性细胞（**图3d**）。综上所述，患者被诊断为海绵状淋巴管瘤。手术后贫血好转。

## 概念/定义

淋巴管瘤是一种非上皮良性肿瘤，由扩张的淋巴管组成，内衬有内皮细胞、粗大的间质和纤维隔膜。分为单纯性淋巴管瘤、海绵状淋巴管瘤、囊性淋巴管瘤，海绵状淋巴管瘤多见于小肠。关于小肠淋巴管瘤的发病率，在欧美，Good 等报告了 659 例小肠肿瘤中的 16 例（2.4%），在日本，八尾等报告了 195 例小肠良性肿瘤中的 5 例（2.6%）。男女比例为 1∶2，以女性为多，空肠和回肠的发病率没有差异，单发性多，也有多发病例的报告。小肠淋巴管瘤大多无症状，但近年来随着小肠镜检查的普及，淋巴管瘤被偶然发现的概率增加了。

内镜下，它呈白色至淡黄色，通常表现出黏膜下肿瘤（submucosal tumor，SMT）样形态（**图4a**）。表面平滑，有时伴有白点，呈微细颗粒状（**图4b**）。像本例这样的大病灶表现为粗大的结节，隆起周围平坦的黏膜也可能伴有白点。

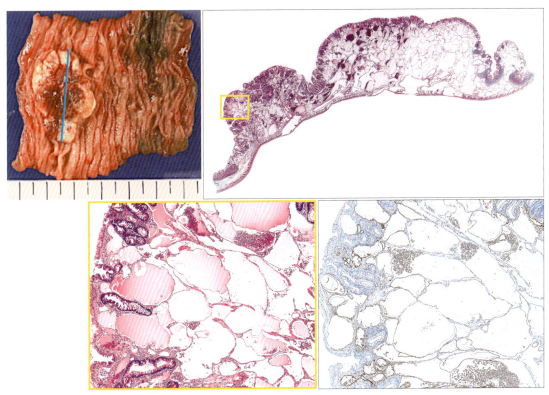

<table>
<tr><td>a</td><td>b</td></tr>
<tr><td>c</td><td>d</td></tr>
</table>

**图3** 腹腔镜小肠切除标本

**a** 病变直径为35 mm×25 mm。

**b** HE染色的放大镜图像（a的蓝线部分）。

**c** b的黄色框的低倍放大图像。黏膜至黏膜固有层可见中大型不规则的无异型的淋巴管增生，毛细血管腔可见红细胞。

**d** 与c相同部位的淋巴免疫染色图像（D2-40染色低倍放大图像）。部分增生管腔内衬有D2-40阳性细胞。综上所述，患者被诊断为海绵状淋巴管瘤。

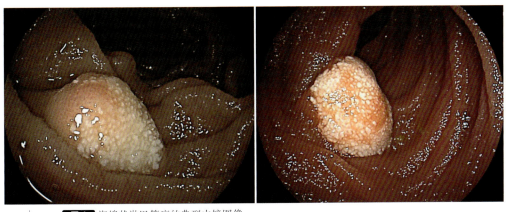

| a | b |
|---|---|

**图4** 海绵状淋巴管瘤的典型内镜图像

**a** 空肠病变。部分SMT样隆起型病灶可见白色颗粒，直径5 mm，表面光滑。

**b** 回肠病变。观察到直径8 mm大的白色至淡黄色SMT样隆起型病变，呈微细颗粒状并伴有白点。

作为鉴别疾病，海绵状血管瘤和脂肪瘤由于色调不同，很容易鉴别。但也有报道称仅凭内镜表现难以区分的病例，如果超声内镜检查（endoscopic ultrasonography，EUS）中若能确认多房囊性结构，则淋巴管瘤的诊断更为可靠。

治疗方面，淋巴管瘤为良性肿瘤，尚无恶性报道，原则上随诊即可。但有肠套叠、出血等临床症状者，则需治疗。治疗方法基本是外科手术，如果病变很小，也可以进行切除。

---

## 诊断要点

由于小肠镜的广泛使用，小肠海绵状血管瘤更常见。根据特征性的内镜检查结果（表面有白点，有白色绒毛的 SMT 样隆起型病变），诊断很容易，应避免不必要的活检和治疗。

---

**参考文献**

[1]Hanagiri T, Baba M, Shimabukuro T, et al. Lymphangioma in the small intestine; Report of a case and review of the Japanese literature. Surg Today 22: 363–367, 1992.

[2]Good CA. Tumors of small intestine. Am J Roentgenol Radium Ther Nucl Med 89: 685–705, 1963.

[3]八尾恒良，八尾建史，真武弘明，他．小腸腫瘍—最近5年間（1995–1999）の本邦報告例の集計．胃と腸 36: 871–881, 2001.

[4]Shigematsu A, Iida M, Hatanaka M, et al. Endoscopic diagnosis of lymphangioma of the small intestine. Am J Gastroenterol 83: 1289–1293, 1988.

[5]宮内倫沙，富永健司，三枝善伯，他．貧血が契機となり発見された空腸海綿状血管腫の1例．Pro Dig Endosc 88: 128–129, 2016.

[6]奥山祐右，岡島達也，鈴木隆裕，他．超音波内視鏡で術前診断し，内視鏡的摘除で治療しえた回腸末端部リンパ管腫の1例．Gastroenterol Endosc 44: 1175–1179, 2002.

[7]柴田均，藤田ひろ子，花村直，他．成人腸重積症を伴った回腸リンパ管腫の1例．外科 55: 806–808, 1993.

[8]高野環，加藤邦隆，宮沢正久，他．空腸リンパ管腫による成人腸重積症の1例．消外 19: 243–247, 1996.

[9]本田邦臣，落合利彰，伊原栄吉，他．著明な貧血を呈し術前に診断しえた小腸リンパ管腫の1例．胃と腸 39: 961–966, 2004.

[10]小野里航，中村隆俊，旗手和彦，他．腸重積で発症した回腸リンパ管腫の1例．日消外会誌 40: 1531–1535, 2007.

# 肛门纤维上皮息肉

佐野村 诚 [1]　　桶本 大　　　富永 真央
西田 光志　　　沼 圭次朗　　福田 斯卢惠
西川 知宏　　　西谷 仁　　　佐佐木 有一
长田 宪和 [2]　广濑 善信 [3]　中 悠 [4]
柿本 一城　　　川上 研　　　中村 志郎
樋口 和秀

[1] 北摄综合病院消化器内科
　　〒 569-8585 高槻市北柳川町 6-24
　　E-mail：sanomura@beach.ocn.ne.jp
[2] 同　病理诊断科
[3] 大阪医科大学病理学教室
[4] 同　第 2 内科

**关键词**　　纤维上皮息肉　纤维血管息肉　肛门息肉　肥厚性肛乳头

## 临床经过

患者：快 70 岁的男性。

主诉：排便时肿块脱出。

既往史：20 多岁时患有痔疮（未治疗）。

现病史：几年前，排便时有肿块从肛门脱出，在我科门诊就诊。

第一次就诊时出现症状：在肛门检查中，视诊未发现痔核、肛裂、痔瘘。肛门指诊 6 点方向（背侧）可触及表面平滑柔软的肿块，无疼痛、压痛。另外，血液生化检查未发现异常。

灌肠 X 线造影结果（**图 1**）：在直肠 Rb 中发现约 3 cm 大小的隆起型病变，与肛门边缘接触。边界清晰，隆起呈黏膜下肿瘤（submucosal tumor，SMT）样。表面光滑，部分有凹凸不整。

下消化道内镜检查结果（**图 2**）：观察到基部为齿状线，大小约 4 cm 的带蒂表面平滑的 SMT 样隆起，顶端稍呈结节状。钳压显示软肿块，cushion sign 阳性。肿瘤表面被肛门上皮的鳞状上皮覆盖。

盆腔 MRI 结果（**图 3**）：在边缘处发现了直肠中有突出的肿瘤。

临床经过：对肛门肿块进行经肛门切除术（**图 4**）。

组织病理学结果（**图 5**）：它是一个有蒂、表面光滑的隆起型病变，基部位于肛管内。在病理组织学上，这是一种以复层鳞状上皮和上皮下的稀疏纤维组织为主体的结缔组织增生构成的非肿瘤性肛门息肉（fibroepithelial polyp）。

## 概念/定义

肛门纤维上皮息肉是一种增大的肛乳头，由于慢性炎症刺激引起的增大，突出于肛管齿状线的肛门隐窝之间。临床上称为肛门息肉、肥厚性肛乳头（肥大肛乳头），组织病理学上称为肛门纤维上皮息肉、肛门纤维血管息肉等。肛门纤维上皮息肉（肛门 fibroepithelial polyp）

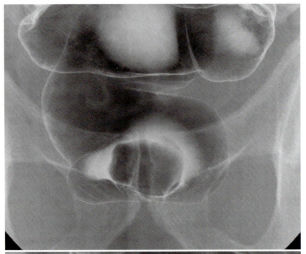

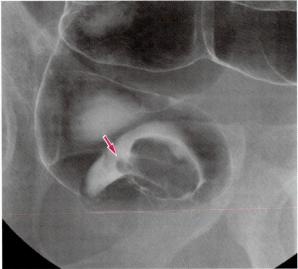

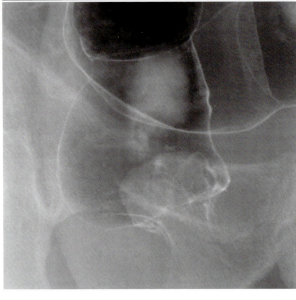

a

b

c

**图1** 灌肠X线造影图像

**a** 仰卧位双重造影图像。在下段直肠（Rb）背部发现了一个约3 cm大的高隆起型病变。

**b** 隆起的边界清晰，呈SMT样。表面平滑，并伴有小凸起（红色箭头）。

**c** 肿块的位置与肛门边缘相接。

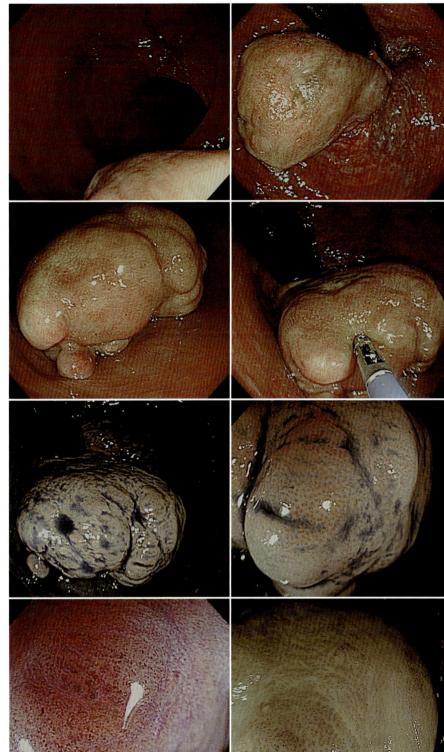

|   |   |
|---|---|
| a | b |
| c | d |
| e | f |
| g | h |

**图2** 下消化道内镜图像

**a** 正常内镜图像。从下段直肠背侧的肛管观察到连续的SMT样隆起。

**b** 正常反转内镜图像。观察到带蒂的SMT样隆起，基部在齿状线上，大小约为4 cm。

**c** 正常反转内镜图像。隆起颜色为白色，顶部略呈结节状。

**d** 正常反转内镜图像。它是一个活检钳压迫下呈cushion sign阳性的柔软黏膜下肿块。

**e** 靛胭脂色素图像。表面光滑，但观察到皱褶和小凹槽。

**f** 靛蓝胭脂红色素的放大图像。没有观察到腺上皮。

**g** 结晶紫染色的放大图像。没有发现腺体开口。

**h** NBI放大图像。观察到与食管黏膜类似的环状血管，覆盖有鳞状上皮。

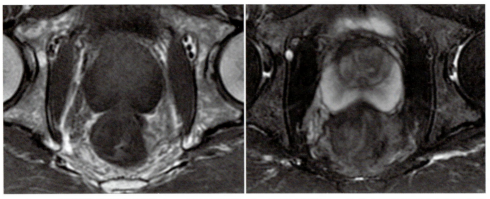

**图3** 盆腔MRI图像（**a**：T1加权图像；**b**：T2加权图像）。边缘中观察到直肠内突出的肿瘤，T1加权图像显示低信号，T2加权图像显示高信号

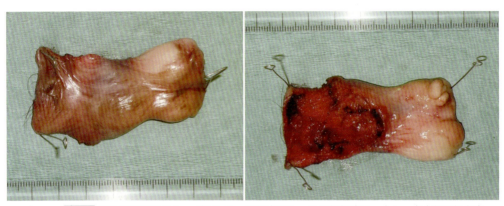

**a** | **b** **图4** 切除的新鲜标本（**a**：表面；**b**：切割表面）。经肛门切除了一个4 cm大小的肛门息肉

表现为起源于齿状线的带蒂或疣状形态，表面光滑，呈白色。Schutte等通过肛门镜对肛乳头进行了详细检查，报告称39%的成年人有肥大的肛乳头，其中大部分较小且多发。根据日本结肠镜研究显示，20.2%的人有肛乳头肥大，多数为多发性，合并内痔者较少，与肛门疼痛和肛门出血有关。像本例一样，如果长到3～4 cm大，排便时就会脱出肛门外，如果再长，就会引起肠梗阻。

组织病理学上，它是一个被复层鳞状上皮覆盖的肿块，没有包膜。病变由梭形细胞和纤维性间质，大小不规则扩张的血管组成，增生至上皮下方。呈现类似于纤维上皮间质息肉（fibroepithelial stromal polyp）的性成熟期女性的组织图像，常与妊娠有关，也有少数发生于肛管齿状线。

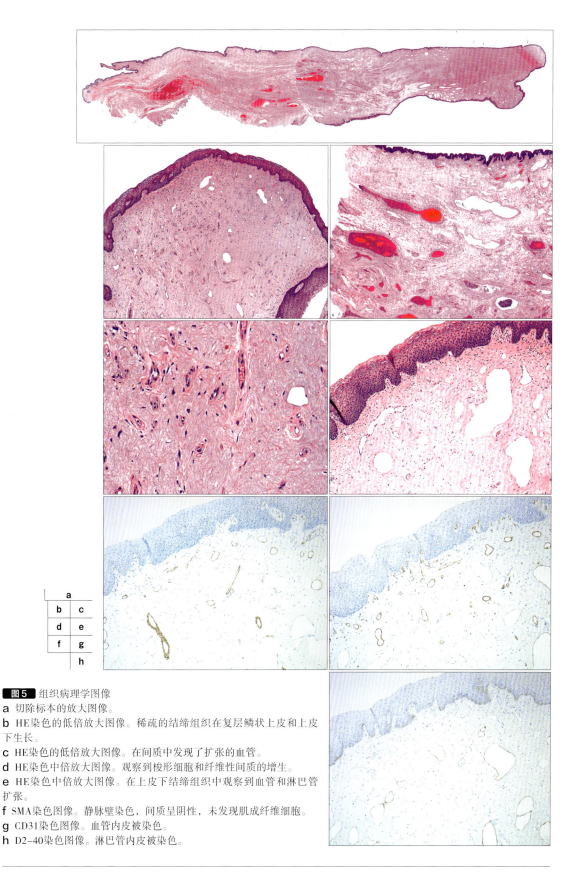

**图5** 组织病理学图像

**a** 切除标本的放大图像。

**b** HE染色的低倍放大图像。稀疏的结缔组织在复层鳞状上皮和上皮下生长。

**c** HE染色的低倍放大图像。在间质中发现了扩张的血管。

**d** HE染色中倍放大图像。观察到梭形细胞和纤维性间质的增生。

**e** HE染色中倍放大图像。在上皮下结缔组织中观察到血管和淋巴管扩张。

**f** SMA染色图像。静脉壁染色，间质呈阴性，未发现肌成纤维细胞。

**g** CD31染色图像。血管内皮被染色。

**h** D2-40染色图像。淋巴管内皮被染色。

# 诊断要点

肛门纤维上皮息肉是起源于齿状线的白色、表面光滑的 SMT 样隆起，表层覆盖有鳞状上皮。根据其特征性的肉眼形态，将其与肛管癌和内痔区分开来很重要。

**参考文献**

[1]清水誠治，富岡秀夫，渡辺元樹，他．直腸肛門部の内視鏡・EUS診断．胃と腸 38: 1245-1262, 2003.

[2]久部高司，別府孝浩，二宮風夫，他．直腸肛門部病変の検査法と鑑別診断—内視鏡診断．胃と腸 45: 1291-1305, 2010.

[3]Schutte AG, Tolentino MG. A study of anal papillae. Dis Colon Rectum 5: 217-223, 1962.

[4]Schutte AG, Tolentino MG. A second study of anal papillae. Dis Colon Rectum 14: 435-450, 1971.

[5]安達亙，岸本恭，太田裕志，他．大腸内視鏡直腸内反転による健常人の直腸肛門病変の検討．日本大腸肛門病会誌 64: 455-461, 2011.

[6]西本研志，河合純，外江由希子，他．肛門ポリープの1例．和歌山医 45: 415-418, 1994.

[7]Galanis I, Dragoumis D, Tsolakis M, et al. Obstructive ileus due to a giant fibroepithelial polyp of the anus. World J Gastroenterol 15: 3687-3690, 2009.

[8]岩佐葉子，加川隆三郎，羽賀博典，他．肛門に発生した線維上皮性間質ポリープ（fibroepithelial stromal polyp）の1例．診断病理 23: 222-224, 2006.

[9]小林貴，関野雄典，鈴木雅人，他．妊娠中に発症し増大した肛門線維上皮性間質ポリープと考えられた1例．Prog Dig Endosc 89: 144-145, 2016.

早期胃癌研讨会病例

# NBI 联合放大观察用于诊断阑尾印戒细胞癌 1 例

尾石 义谦[1]　　小林 广幸[2]　　藤原 美奈子[3]

岩崎 一秀[1]　　濑尾 充　　　松浦 隆志[4]

本下 润一[5]　　畠山 正博[6]

早期胃癌研究会病例（2018 年 6 月度）

[1] 国家公务员共济组合连合会浜の町病院消化器内科　〒810-8539 福冈市中央区长浜 3 丁目 3-1　E-mail：oishi-y@hamanomachi.jp

[2] 福冈山王病院消化器内科

[3] 九州大学大学院医学研究院形態机能病理学

[4] 国家公务员共济组合连合会浜の町病院放射線科

[5] 同　病理诊断科

[6] 畠山内科胃肠科クリニック

摘要●患者是一名40多岁的女性。由当地医生进行的下消化道内镜检查（TCS）显示盲肠异常，活检结果怀疑阑尾癌，转诊至我院。在TCS中，阑尾开口周围呈SMT样隆起，表面微红，呈鲑鱼子样颗粒状黏膜。NBI联合放大观察，Ⅰ型pit状腺管开口周围窝间扩张，阑尾开口附近部分颗粒可见不规则血管。增强CT检查发现阑尾肿大，但未见壁外浸润或转移的迹象，施行腹腔镜右半结肠切除术，诊断为阑尾印戒细胞癌。与切除标本的组织病理学图像进行比较，认为放大的观察结果显示阑尾癌已经扩散到盲肠上皮正下方。

关键词　阑尾印戒细胞癌　阑尾癌　NBI　放大内镜检查结果

## 前言

据报道，阑尾印戒细胞癌约占阑尾原发癌的 5%，是一种罕见的肿瘤。由于阑尾癌的解剖学特点，术前诊断困难，内镜图像报道较少。这一次，笔者经历了一例阑尾印戒细胞癌，表现为鲑鱼子样颗粒状黏膜，可以通过窄带成像（narrow band imaging，NBI）联合放大观察进行详细检查。我们报告了术前影像学检查结果与切除标本的组织病理学检查结果之间的比较。

## 病例

患者：40 多岁的女性。

主诉：没有主诉内容。

既往史：甲状腺功能减退症。

家族史：姑姑患有大肠癌，父亲患有胃癌。

生活史：饮酒（啤酒）350 mL/d，不吸烟。

现病史：当地医生进行的下消化道内镜检查（total colonoscopy，TCS）显示阑尾开口周围有颗粒状黏膜。由于在活检中被怀疑患有杯状细胞类癌，以详细检查加治疗为目的，被介绍到本院接受治疗。

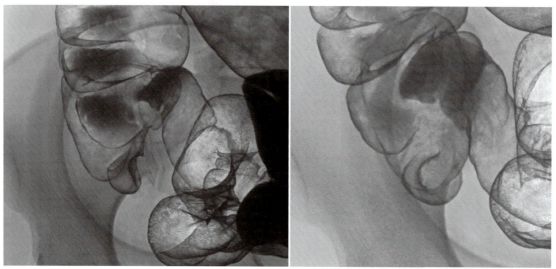

| a | b |

**图1** 灌肠X线造影图像。图像未见阑尾。在被认为是阑尾开口的凹陷周围，在约3 cm的范围内向内观察到弧形硬化图像（**a**），并且表面伴有细微的不规则性（**b**）

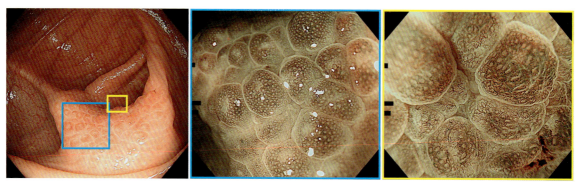

| a | b | c |

**图2** 下消化道内镜检查图像。阑尾开口周围呈SMT样轻轻隆起，表面有鲑鱼子样颗粒变化（**a**）。在NBI合并放大观察中，Ⅰ型pit状腺管开口周围的窝间扩张（**b**，a中蓝框的放大图像）。在阑尾开口附近可见不规则血管，部分区域难以识别腺管结构，仅观察到血管（**c**，a黄框放大图像）

入院时的体征：身高 149 cm，体重 50 kg。没有其他特别说明。

**血液生化检查结果** 在血液生化检查中没有发现异常。肿瘤标志物 CEA 和 CA19-9 均在正常范围内。

**灌肠 X 线造影检查结果** 回盲部双重造影图像中未见阑尾，在凹陷周围约 3 cm 范围内向内观察到弧形硬化图像，认为是阑尾的开口（**图1a**）。在盲肠的轻微压迫图像中，黏膜面仅出现细微的不规则处（**图1b**）。

**TCS 结果** 阑尾开口的整个圆周像黏膜下肿瘤（submucosal tumor，SMT）一样轻微隆起，表面伴有鲑鱼子状的微红色颗粒变化（**图2a**）。在 NBI 合并放大观察中，Ⅰ型 pit 状腺管开口周围的窝间扩张（**图2b**）。在阑尾开口附近，鲑鱼子样隆起形态大小不一，颗粒侧面结构不清晰，可见不规则血管，部分腺管结构难以识别，仅观察到血管（**图2c**）。

结合之前医生的活检结果，推测上述内镜所见反映了上皮下肿瘤细胞密集浸润的组织病理学图像。

**超声内镜检查（endoscopic ultrasonography，EUS）结果** 观察到第2层增厚，但仍保持了层结构。

**胸腹增强 CT 表现** 阑尾肿胀并伴有增强，但没有发现表明壁外浸润或炎症，例如周围脂肪组织不清晰。未观察到明显的淋巴结肿大和腹水。

**切除标本的肉眼表现** 在右侧半结肠切除标本中，阑尾癌肿胀至 4.8 cm × 2.4 cm，从阑尾口处发现盲肠中有粗糙的黏膜（**图 3**）。

**组织病理学结果** 含有丰富的细胞内黏液和核分布不均匀的肿瘤细胞在阑尾壁中全层增殖，并且阑尾腔朝向尖端完全闭塞（**图 4a**）。肿瘤细胞呈广泛印戒细胞样，但部分形成腺腔并在细胞外产生大量黏液，在黏液潴留巢内呈小团块或单个细胞性漂浮，或浸润入基质中（**图 4b**）。肿瘤细胞浸润到阑尾系膜之外，也侵透浆膜。淋巴管浸润程度为高级，静脉浸润程度为中级。肿瘤细胞浆内富含 PAS（高碘酸 - 希夫）染色阳性黏液，经免疫染色后呈 CK7（＋）（少数）、CK19（＋）（少数）、CK20（＋）（弥漫）和神经内分泌标志物为 CD56（＋）（少数）、突触素（－）和嗜铬蛋白 A（－），未发现杯状细胞类癌，因此诊断为印戒细胞癌。

尽管肿瘤细胞越过阑尾延伸至盲肠壁并部分暴露于盲肠黏膜，但大多数癌细胞存在于盲肠黏膜下至盲肠浆膜下组织中（**图 5**）。具有较大生发中心的淋巴滤泡散布于阑尾开口周围黏膜内和黏膜肌层正下方，侵犯阑尾固有层的

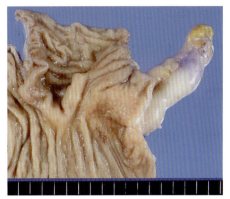

**图 3** 切除标本福尔马林固定后的肉眼图像。阑尾整体肿大，阑尾口至盲肠壁增厚，黏膜粗糙

癌组织在黏膜深部实性生长，与大型淋巴滤泡相邻或混合（**图 5** 第 6 部分，**图 6a**）。

综上所述，本病例为起源于阑尾的印戒细胞癌已经扩散到阑尾以外的盲肠壁，由于逆浸润到盲肠黏膜固有层内的肿瘤细胞和反应性增生的淋巴滤泡混在一起，所以才会在盲肠黏膜上出现这种特异性的表现。虽然很难与内镜图像一一对应，但在 NBI 合并放大观察中可见 I 型 pit 状腺管开口和扩张的窝间部位（**图 2b**），为癌浸润至上皮正下方但正常上皮细胞的腺管结构仍然存在的部分（**图 6b**）。I 型 pit 不清晰且观察到不规则血管的部位（**图 2c**），是由于印戒细胞癌的浸润，上皮细胞受

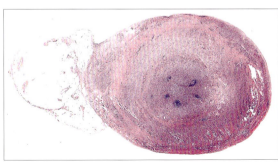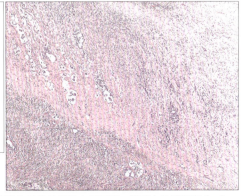

a | b **图 4** 组织病理学图像（HE 染色）。印戒细胞癌生长并浸润整个阑尾壁，管腔向尖端闭塞（a）。另外，肿瘤细胞呈小团块或单个细胞样漂浮在阑尾壁黏液潴留巢中，或浸润到基质中（b）

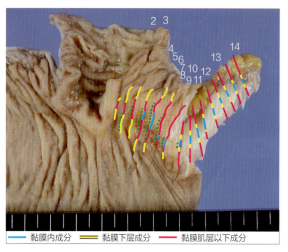

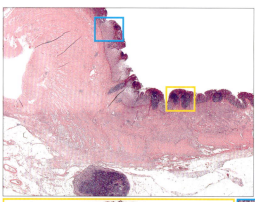

**图5** 病变扩散。绿色虚线表示淋巴滤泡从黏膜固有层扩散到黏膜肌层正下方

| 蓝色 | 黏膜内成分 | 黄色 | 黏膜下层成分 | 红色 | 黏膜肌层以下成分 |

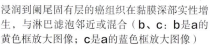

**图6** 图5第6部分的组织病理学图像（HE染色）。具有大生发中心的淋巴滤泡散布在阑尾开口周围黏膜内和黏膜肌层正下方（**a**），浸润到阑尾固有层的癌组织在黏膜深部实性增生，与淋巴滤泡邻近或混合（**b、c：b**是**a**的黄色框放大图像；**c**是**a**的蓝色框放大图像）

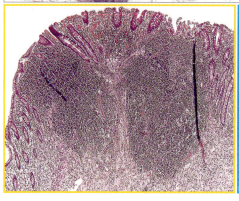

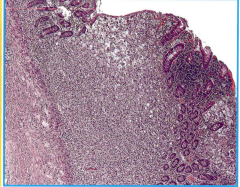

挤压并且腺管结构消失的部位（**图6c**）。

切缘为阴性，累计被清扫的淋巴结在内，共计34个淋巴结中有5个被发现转移。最终诊断结果为阑尾癌：V，7.5 cm×2.4 cm，Type 5，pT4a，Ly1c，V2（EVG），sci，INFb，sig＞muc，pN1b，pPM0（2.5 cm），pDM0（13.3 cm），Rx，pStage Ⅲ b。

共进行了12个疗程的mFOLFOX6治疗作为术后辅助化疗。4个月后发生卵巢转移，行双侧附件切除术。手术中腹水显示为细胞学检查ClassV，采用了4个疗程的FOLFIRI+贝伐珠单抗治疗。第一次手术后过了3年零5个月，现在还活着。

# 结果分析

根据日本结直肠癌学会（Japanese Society for Cancer of the Colon and Rectum，JSCCR）2007 年结直肠癌全国登记调查报告，在 7644 例切除的结直肠癌中，阑尾癌占 0.3%（26 例）。在结肠癌处理规则中，阑尾的恶性上皮性肿瘤被分类为腺癌，杯状细胞类癌和类癌、腺癌的分类和结肠癌相同，包括印戒细胞癌。根据 JSCCR 的报告，被切除的结肠癌中印戒细胞癌占 0.2%（14 例），原发性阑尾印戒细胞癌被认为是一种罕见的疾病。

阑尾癌根据其解剖学的特性，通常在诊断阑尾炎手术后被诊断出来。根据武藤等的报告，在日本 16 例阑尾原发印戒细胞癌中，有 11 例因右下腹痛为主诉就诊于医疗机构，其中 7 例被诊断为急性阑尾炎而进行了急诊手术。因此，术前进行内镜检查观察内镜影像，甚至通过活检诊断为印戒细胞癌的情况很少。

1991—2017 年在中央医学杂志（不含会议记录）中检索"阑尾"和"印戒细胞癌"，并参考引用文献，诊断为阑尾印戒细胞癌的包括我们报道的病例在内的病例中术前行内镜检查的只有 11 例（**表 1**）。其中，术前通过活检诊断为印戒细胞癌的有 7 例。根据内镜检查结果，所有病例均呈 SMT 样隆起，隆起的表面常呈微红色，可见颗粒状黏膜和水肿状黏膜，凹陷明显。除了我们的报道病例外，还有 2 例行 NBI 联合放大观察的报告，发现阑尾开口周围的黏

**表 1** 阑尾印戒细胞癌术前内镜检查报告

| 作者（年） | 年龄/性别 | 主诉 | 肉眼型（表面结构） | NBI联合放大内镜结果 | 术前活检诊断 | stage |
|---|---|---|---|---|---|---|
| 中村等（1999） | 65岁/M | 右下腹部痛 发热 | SMT样隆起 | | 印戒细胞癌 | Ⅲb |
| 丸田等（2000） | 63岁/F | 便潜血阳性 | SMT样隆起（颗粒状） | | 印戒细胞癌 | Ⅲb or Ⅲc |
| 饭冢等（2003） | 73岁/M | 便秘 下腹部痛 | 隆起（颗粒状黏膜） | Ⅰ型+$V_N$型 | mucinous adenocarcinoma 黏膜腺癌 | Ⅳ |
| 岛田等（2003） | 84岁/M | 腹胀 呕吐 | SMT样隆起 | | Group3 | Ⅳ |
| 越石等（2004） | 71岁/M | 食欲不振 贫血 | SMT样隆起（水肿） | | 低分化腺癌（部分有印戒细胞癌） | Ⅳ |
| 近藤等（2012） | 52岁/M | 剑突下疼痛 体重减少 | SMT样隆起 | | 印戒细胞癌 | Ⅳ |
| 芳泽等（2013） | 68岁/M | 便潜血阳性 | 结节 | | 印戒细胞癌 | Ⅳ |
| 稻生等（2013） | 44岁/M | 右下腹痛 腹胀 食欲不振 | SMT样隆起 | | Group1 | Ⅳ |
| 武藤等（2014） | 80岁/F | 便秘 | SMT样隆起（中心凹陷） | Ⅰ型+$V_N$型 | 印戒细胞癌 | Ⅱ |
| 原田等（2015） | 61岁/M | 下腹痛 | 隆起 | | 印戒细胞癌 | Ⅳ |
| 自验案例（2018） | 40多岁/F | 健诊 | 隆起（颗粒状黏膜） | | 杯状细胞类癌 | Ⅲc |

SMT: submucosal tumor.

膜都呈现Ⅰ型凹陷。2例均经活检诊断为恶性肿瘤，其中一例为阑尾开口的中心部位，另一例为观察到明显凹陷部位，均为Ｖₙ型pit状无结构区域。

我们报道病例的内镜图像是所谓的SMT样隆起，其中在似乎是阑尾开口的部分看到了一个平缓而厚的隆起。颗粒的表面质地与之前的报告有相似之处，颗粒的特征是呈均匀的鲑鱼子样外观，反映了黏膜下淋巴滤泡的特征。在NBI合并放大观察中，在阑尾开口周围观察到Ⅰ型pit状腺管开口这一点与之前的报道相似，对阑尾开口附近的颗粒详细观察，提示肿瘤细胞浸润密集直至上皮化，推测挤压了现有的血管结构，呈现出不规则的异常血管图像。

阑尾原发的印戒细胞癌、低分化腺癌的5年生存率为20.0%。在上述报告的10个病例中，7例为Ⅳ期伴有腹膜播散。这些都呈隆起状，但没有凹陷或溃疡形成。还有一个Ⅱ期病例，伴随着隆起中心的凹陷。在我们报告的病例中，观察到SMT样隆起的表面伴有颗粒状变化，NBI合并放大观察提示为恶性，正常观察则不明显。手术后，患者被诊断为Ⅲc期，但之后又出现双侧卵巢转移复发。综上所述，阑尾印戒细胞癌的内镜诊断虽为轻度，但病情恶化的病例较多，可以说预后不良。对大便潜血阳性等没有明显症状的患者进行内镜检查时，也要密切关注阑尾开口周围，如果有类似我们报告的病例，就要考虑阑尾癌的可能性。

## 结语

本例为具有特征性内镜检查结果的阑尾印戒细胞癌。这是一个提示性病例，通过NBI联合放大观察的详细观察与组织病理学图像进行比较。

**临床概评**　山野泰穗　札幌医科大学医学院消化器官内科学部，札幌医科大学附属医院消化器官内镜中心

该病例是阑尾印戒细胞癌，是一个可以用放大内镜观察到的有价值的病例。在本文中有详细的描述，但唯一的困难是我们没有使用染色进行放大观察。

在窄带成像（narrow band imaging，NBI）普及的今天，如果怀疑有病变的存在，应立即用NBI进行观察，建议如果应用于JNET（the Japan NBI Expert Team，日本NBI专家组）分类和Type 2B或更高，则应添加染色剂观察，对此笔者提出异议。确实，有时仅靠NBI观察就够了，但不是全部。由于在NBI中看到的是从表层到约50 μm的结果的总和，因此立体识别效果降低。光亮强的激光更会降低立体识别效果。

在这种情况下，如果喷洒靛胭脂，应该可以观察到不明确的与周围连续的移行区域，在个别小隆起的顶点可以观察到轻微凹陷的存在。另外，在放大观察中还可观察到Ⅰ型腺管开口靛胭脂被排斥导致色素仅比周围黏膜的色素更薄。仅凭这一点，就可以想象在上皮扩张的状态下，上皮下只有某些分散的细胞成分能够渗透。这样一来，就不能将在本病例中观察到的血管识别为与原发性上皮性肿瘤相同的异常血管。在本病例中，印戒细胞癌细胞已经扩散，但认为在不形成结构的细胞（如淋巴细胞）中也表现出类似的表现。根据笔者的经验可以预测，在癌细胞浸润的情况下，正常腺管和微血管的结构将被收紧，腺管会萎缩，血流将被截断和破坏。

将放大内镜诊断作为模式识别在国考水平的教科书中也有记载。以专业为目标，要意识到放大内镜观察能捕捉到病理状况，每天努力丰富自己的眼睛（思维），包括作为原点的色素观察在内。

**参考文献**

[1]大腸癌研究会．Multi-Institutional Registry of Large Bowel Cancer in Japan Vol. 33 Cases treated in 2007. http://www.jsccr.jp/registration/pdf/Vol_33.pdf（2020年6月8日アクセス）．

[2]大腸癌研究会（編）．大腸癌取扱い規約，第9版．金原出版，2018．

[3]武藤瑞恵，市來一彦，武藤桃太郎，他．術前に診断された虫垂原発印環細胞癌の1例．Gastroenterol Endos 56: 3365-3371, 2014.

[4]中村透，中村文隆，道家充，他．術前に質的診断し得た虫垂原発粘液癌の1例．日臨外会誌 60: 1042-1045, 1999.

[5]丸田和夫，棗雅子，堀高史朗，他．術前診断可能であった虫垂印環細胞癌の1例．日消誌 97: 580-584, 2000.

[6]飯塚賢一，工藤智洋，真下利幸，他．拡大内視鏡にて観察し得た原発性虫垂癌の1例．Prog Dig Endosc 62: 110-111, 2003.

[7]島田和典，中島信一，伊藤章，他．虫垂原発印環細胞癌の1例．臨外 58: 1395-1398, 2003.

[8]興石直樹，木嶋泰興．虫垂原発の印環細胞癌の1例．日本大腸肛門病会誌 57: 23-27, 2004.

[9]近藤朝美，湯浅康弘，沖津宏，他．虫垂原発複合型腺神経内分泌癌の一治験例．四国医誌 68: 73-78, 2012.

[10]芳澤淳一，城﨑輝之，井上勝朗，他．S-1およびDocetaxelが有効であった虫垂印環細胞癌の1例．日消誌 110: 1934-1942, 2013.

[11]稲生祥子，横山元浩，大森正泰，他．虫垂原発印環細胞癌の1例．岡山赤十字病医誌 24: 51-56, 2013.

[12]原田真吾，土田知史，澁谷泰介，他．腹膜播種を伴った虫垂・S状結腸印環細胞癌に対する薬物療法の経験．癌と化療 42: 1268-1270, 2015.

[13]小澤平太，森谷弘乃介，和田治，他．虫垂腫瘍の臨床統計．胃と腸 49: 495-499, 2014.

Summary

## Signet-ring Cell Carcinoma of the Appendix Observed Using Magnifying Endoscopy with Narrow Band Imaging, Report of a Case

Yoshinori Oishi[1], Hiroyuki Kobayashi[2],
Minako Fujiwara[3], Kazuhide Iwasaki[1],
Mitsuru Seo, Takashi Matsuura[4],
Junichi Motoshita[5], Masahiro Hatakeyama[6]

The patient was a female in her 40s. A TCS ( total colonoscopy ) was performed at a nearby hospital, revealing an abnormality in the cecum. A biopsy that was performed revealed appendix cancer, after which she was referred to our hospital. TCS revealed an area around the appendix opening that was elevated as in case of a submucosal tumor. The surface was reddish with a granular mucous membrane-like appearance similar to salmon roe. Magnifying endoscopy with narrow-band imaging was used and an enlarged type I pit was observed. Irregular blood vessels were observed near the opening of the appendix in some of the granules. Contrast-enhanced computed tomography scan revealed appendix enlargement, without evidence of extramural invasion or metastasis. A laparoscopic right hemicolectomy was then performed and the diagnosis of appendix signet-ring cell carcinoma was made. Comparing the histopathology of the resected specimen with the magnifying endoscopy, we considered the endoscopy to be reflecting the appendiceal carcinoma which had progressed just below the cecal epithelium.

[1]Department of Gastroenterology, Hamanomachi Hospital, Fukuoka, Japan.

[2]Department of Gastroenterology, Fukuoka Sanno Hospital, Fukuoka, Japan.

[3]Department of Anatomic Pathology, Pathological Sciences, Graduate School of Medical Sciences, Kyushu University, Fukuoka, Japan.

[4]Department of Radiology, Hamanomachi Hospital, Fukuoka, Japan.

[5]Department of Pathology, Hamanomachi Hospital, Fukuoka, Japan.

[6]Hatakeyama Gastroenterology Clinic, Fukuoka, Japan.

早期胃癌研讨会病例

# 短期内肿瘤暴露及形态学改变的 GIST 1 例

外山 雄三 [1]　　　长滨 隆司　　　宇贺治 良平
西泽 秀光　　　松村 祐志　　　山本 荣笃
浅原 新吾　　　宍仓 有里 [2]　　二村 聪 [3]

早期胃癌研究会病例（2018 年 6 月度）
[1] 千叶德洲会病院消化器内科
　　〒 274-8503 船桥市高根台 2 丁目 11-1
　　E-mail : niraikanai0069@yahoo.co.jp
[2] 同　病理诊断科
[3] 福冈大学医学部病理学讲座

**摘要●**患者是一名 30 多岁的女性。患者以头晕为主诉到我院就诊，诊断为贫血（Hb 3.0 g/dL）。施行 EGD 的胃体下部前壁呈伴有黏膜桥（bridging fold）的大小约 35 mm 的隆起型病变。隆起陡峭且边界清晰，边缘整齐。活检考虑为梭形细胞肿瘤，特别是 GIST。两个月后，内镜检查发现 SMT 形态改变，大小约 20 mm，顶部凹陷，有白苔。切除的标本显示由固有肌层中的梭形细胞组成的肿瘤性病变。c-kit 弱阳性，CD34 阳性，DOG1 阳性，PDGFRA 阳性，诊断为 GIST。此次笔者经历了一例肿瘤暴露在表层，短期内脱落的罕见胃 GIST 病例，因此进行报告。

**关键词**　胃 GIST　形态变化　肿瘤暴露　DOG1

## 前言

消化道间质瘤（gastrointestinal stromal tumor，GIST）是发生在从食管到直肠的所有胃肠道壁和肠系膜的间叶质肿瘤，肿瘤表面一般覆盖有非肿瘤黏膜，具有黏膜下肿瘤（submucosal tumor，SMT）样形态。本文报告了一个在短时间内显示形态变化的 GIST 病例。

## 病例

患者：30 多岁的女性。

主诉：头晕。

既往史：没有特别说明。

现病史：20×× 年 × 月，以头晕为主诉来我院就诊，诊断为贫血（Hb 3.0 g/dL），以检查为目的而住院。

入院时症状：身高 156 cm，体重 49 kg，睑结膜贫血貌，球结膜无黄染。

**血液生化检查结果**　Hb 低至 3.0 g/dL。除此之外，没有什么特别的异常。

**胃 X 线造影检查结果**　在胃体下部前壁观察到大小约 35 mm 的钡的充盈缺损图像。隆起陡峭，边界清晰，边缘略有不规则。隆起表面的结节消失，无结构，有一些微弱的钡斑，呈多结节状。从病灶周围有大量钡剂堆积的 X 线造影图像可以看出，病灶比较高。在侧视图中也未观察到变形或僵直等硬化现象（**图 1**）。

**正常内镜检查结果**　以没有萎缩的胃黏膜为背景，在胃体下部前壁发现了大小约 35 mm 的隆起型病变。隆起陡峭，边界清晰，边缘较

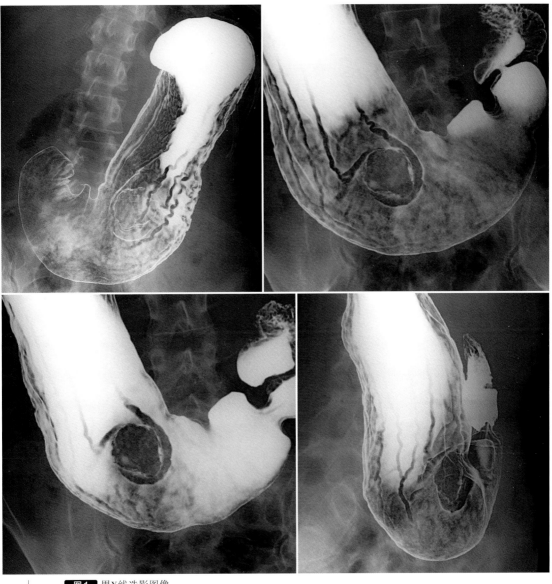

**图1** 胃X线造影图像

a 仰卧位双重造影前视图像。

b 头低俯卧位前壁双重造影图像。

c 病变周围堆积了厚厚的钡图像。它显示出大约35 mm大小的钡的充盈缺损图像，并在表面观察到不规则的浅色钡斑。

d 侧面图像。没有观察到清晰的硬化图像。

为整齐。隆起的表面有结节状凹凸不平，黏膜结构消失，凹陷处有白苔（**图2**）。

在窄带成像（narrow band imaging，NBI）放大观察（中视图）中，观察到腺体结构缺乏以及不规则直径和走行的毛细血管图像（**图3**）。

**临床经过**　从病灶隆起部采集的活检组织中，相对较小的短梭形细胞增殖（**图4a、b**），免疫染色结果为c-kit弱阳性（**图4c、d**），CD34 阳性（**图4e、f**），怀疑是梭形细胞瘤，尤其是 GIST。

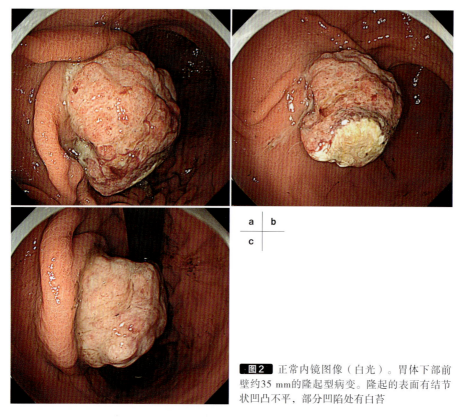

|a|b|
|c| |

**图2** 正常内镜图像（白光）。胃体下部前壁约35 mm的隆起型病变。隆起的表面有结节状凹凸不平，部分凹陷处有白苔

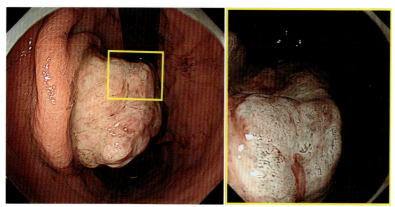

|a|b|

**图3** NBI放大图像（a：正常内镜图像；b：a的黄色框部分NBI中倍放大图像）。观察到导管结构缺失，不规则口径和走行的毛细血管图像

　　根据病变大小决定手术，但由于患者的各种情况，3个月后进行了腹腔镜胃部分切除术。在此期间，进行了两次内镜检查（**图5**）。第一次2个月后的内镜观察，顶部呈20 mm左右大小的SMT，并伴有白苔的深凹陷（**图5a**），3个月后的内镜观察，顶部覆盖了正常黏膜（**图5b**）。

　　**切除标本的肉眼观察结果**　　由非肿瘤黏膜覆盖的20 mm×15 mm大的隆起型病变，并伴有中央凹陷。

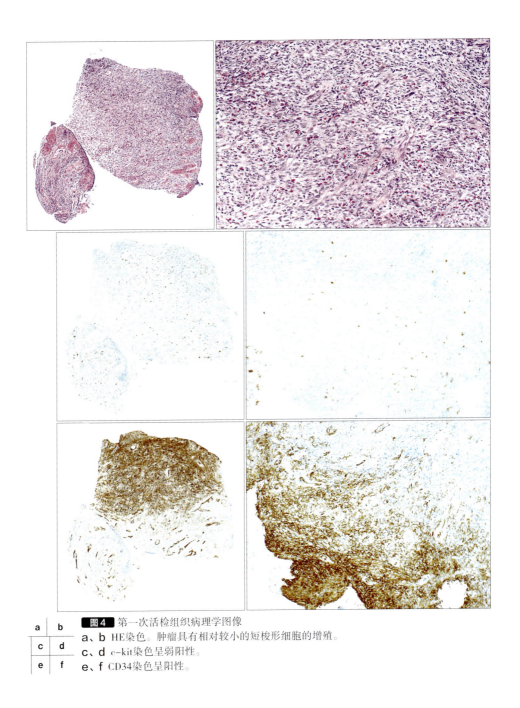

**图4** 第一次活检组织病理学图像
a、b HE染色。肿瘤具有相对较小的短梭形细胞的增殖。
c、d c-kit染色呈弱阳性。
e、f CD34染色呈阳性。

切面图像显示为黄白色至浅棕色调的充实性肿块（**图6**）。

**组织病理学结果** 在固有肌层中发现了一个由梭形细胞组成的肿瘤性病变（**图7**）。GIST 被诊断为 c-kit 弱阳性，CD34 阳性，DOG1 阳性，PDGFRA 阳性，SMA 阴性，Desmin 阴性，S-100 蛋白阴性（**图8**），核分裂像为 4/50HPF（高倍视野），风险分类（modified-Fletcher 分类）为低风险。3 年后的现在，患者仍在接受随访，没有复发。

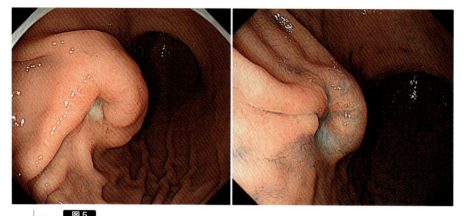

 a 第一次后2个月的内镜图像。SMT大小约为20 mm，顶部有一个深凹处，上面有白苔。

 b 第一次后3个月的内镜图像。顶端被正常黏膜覆盖。

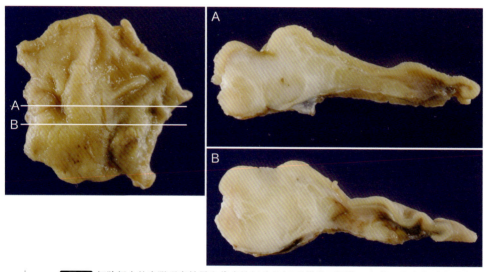

图6 切除标本的肉眼观察结果和代表性切片的切面/横截面图像。它是一个由非肿瘤黏膜覆盖的20 mm×15 mm大的隆起型病变，并伴有中央凹陷。切面图像（b，c）显示出具有黄白色至浅棕色调的充实性肿块

# 结果分析

  GIST 是一种间叶质肿瘤，发生在从食管到直肠的所有胃肠道壁和肠系膜中，发病率为每年 10/100 万 ~ 20/100 万，是发病率最高的 GIST。发病部位 60% ~ 70% 在胃，20% ~ 30% 在十二指肠 / 小肠（十二指肠＞空肠＞回肠），10% 以下在大肠（包括直肠）和食管。胃 GIST 最常见的部位多在胃底部到胃体上部。大多数 GIST 是偶然发现的，没有症状或有非特异性症状。尺寸较大的 GIST 可能会出现消化道出血、腹痛、可触及肿块等症状，其中消化道出血的概率最高。

  一般形态为山田分类 Ⅰ 型，有时呈 Ⅱ 型，平缓上升，隆起的表面覆盖正常黏膜，光滑。如果向黏膜的生长变得更强，则呈现陡峭上升的山田分类 Ⅱ 型、基部收缩的为山田分类 Ⅲ 型和带蒂的为山田分类 Ⅳ 型。

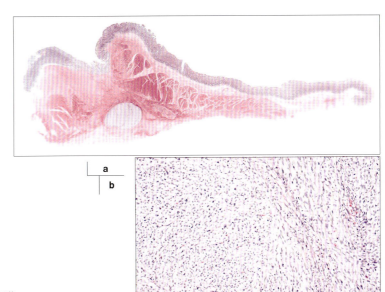

**图7** 第一次后3个月的组织病理学图像
**a** 代表性切片的放大图像。
**b** 固有肌层有部分缺失。在其内部发现了与活检组织类似的梭形细胞的集簇。

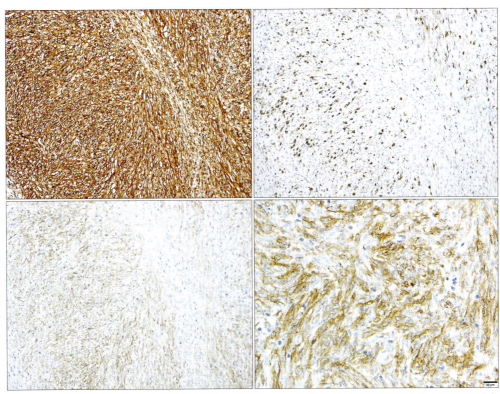

**图8** 第一次后3个月的免疫组化染色图像。c-kit染色（**a**）、CD34染色（**b**）、PDGFRA染色（**c**）和DOG1染色（**d**）均为阳性

以前有报道称，GIST 在胃 X 线造影检查中被识别为圆形充盈缺损图像，边缘光滑，但顶部有特征性特征。内镜下可见平缓的隆起型病变，肿瘤表面黏膜与周围黏膜连续，有时伴有黏膜桥（bridging fold）或肿瘤顶部溃疡形成。用活检钳按压时，cushion sign 呈阴性且有弹性。随着病变的增大，顶部的溃疡变得清晰，因此需要与上皮性肿瘤进行鉴别。对于呈 SMT 样发育的上皮性肿瘤，顶部溃疡边缘存在与癌的黏膜内进展相关的不规则凹陷，重要的是将 X 线造影结果和内镜检查结果相结合。

GIST 是肿瘤中心缺血导致中心坏死，特征性发现是它呈现深凹性溃疡，除非像本病例的肿瘤表面黏膜已经脱落，GIST 肿瘤本身暴露并变成结节，否则很难通过影像做出鉴别诊断。X 线造影检查的侧视图没有显示出僵直或变形等硬化现象，因此可以诊断实体瘤。另外，通过放大内镜观察，肿瘤表面未发现腺管结构，因此与上皮性肿瘤不同。

到目前为止，只有来自东南等报道的一例胃 GIST 显示出特定形式的肿瘤暴露。报告中，在胃体中部前壁发现约 5 cm 的 SMT 样隆起并覆有白苔。与本例相似，1 年后出现隆起部分形态变化，之后 1 年零 8 个月的随访没有治疗，也没有复发。

此次报告了一个罕见的 GIST 病例，其中肿瘤暴露在表面并在短时间内脱落。

**参考文献**

[1]Rubin BP, Heinrich MC. Gastrointestinal stromal tumor. Lancet 369: 1731–1741, 2007.

[2]Miettinen M, Lasota J. Gastrointestinal stromal tumors （GISTs）: definition, occurrence, pathology, differential diagnosis and molecular genetics. Pol J Pathol 54: 3–24, 2003.

[3]Hirota S, Isozaki K, Moriyama Y, et al. Gain-of-function mutations of c-kit in human gastrointestinal stromal tumors. Science 279: 577–580, 1998.

[4]信田重光. 消化管粘膜下腫瘍の概念—歴史的展開と展望. 消化管粘膜下腫瘍の診断と治療. 信田重光, 中村恭一（編）. 医学書院, pp 2–16, 1995.

[5]Chou FF, Eng HL, Sheen-Chen SM. Smooth muscle tumors the gastrointestinal tract: analysis of prognostic factors. Surgery 119: 171–177, 1982.

[6]Hedenbro JL, Ekelund M, Wetterberg P. Endoscopic diagnosis of submucosal gastric lesions. The results after routine endoscopy. Surg Endosc 5: 20–23, 1991.

[7]川口実, 三治哲哉, 森安史典, 他. GISTの臨床的対応—粘膜下腫瘍におけるGISTの頻度と臨床的取り扱い. 胃と腸 36: 1137–1145, 2001.

[8]浜田勉, 近藤健司, 北條裕美子, 他. 消化管粘膜下腫瘍のX線診断—上部消化管. 胃と腸 39: 413–428, 2004.

[9]吉田茂昭. 胃隆起性病変の内視鏡診断. Gastroenterol Endosc 29: 2938–2941, 1987.

[10]信田重光, 池口祥一. 胃粘膜下腫瘍. 消外 7: 746–751, 1984.

[11]小澤広, 門馬久美子, 吉田操, 他. 消化管粘膜下腫瘍の内視鏡診断—通常内視鏡からみた鑑別診断: 上部消化管. 胃と腸 39: 446–456, 2004.

[12]渕上忠彦, 大田恭弘, 小林広幸, 他. 胃GISTのX線診断とその有用性. 胃と腸 38: 863–871, 2003.

[13]河田佳代子, 石黒信吾, 辻直子, 他. 粘膜下腫瘍様形態を示す胃癌の臨床病理学的特徴. 胃と腸 30: 739–746, 1995.

[14]渡二郎, 斎藤裕輔, 藤谷幹浩, 他. 粘膜下腫瘍様の形態を示した消化管癌の鑑別診断. 胃と腸 39: 529–538, 2004.

[15]東南杏香, 西家章弘, 廣瀬亮平, 他. 3年の自然経過で特異な形態変化を追えた胃gastrointestinal tumorの1例. 京都与謝の海病誌 8: 72–76, 2011.

**参考文献**

日本癌治療学会, 日本胃癌学会, GIST研究会（編）. GIST診療ガイドライン, 第3版. 金原出版, 2014.

Summary

The Getting Out Tumor Dew GIST which Caused a Form Change in a Short Term, Report of a Case

Yuzo Toyama[1], Ryuji Nagahama,
Ryohei Ugaji, Hidemitsu Nishizawa,
Yuji Matsumura, Terushige Yamamoto,
Shingo Asahara, Yuri Shishikura[2],
Satoshi Nimura[3]

A 30-year-old woman was brought to the hospital due to a chief complaint of dizziness. Based on an examination, the patient was found to be anemic (hemoglobin level of 3.0g/dL). Upper gastrointestinal tract endoscopy was performed, which revealed a 35mm torose lesion with a bridging fold in the lower region of the anterior wall of the stomach.

Initially, a steep eminence was observed. However, the boundaries were clear, and the margins were regular. A spindle cell tumor, particularly a GIST (gastrointestinal stromal tumor), was suspected based on biopsy findings. Two months later, endoscopy was performed, which revealed structural changes in the tumor, i.e., a 20mm submucosal tumor with the deep dip with the fur in the cupular part.

Biopsy of the specimen from the muscularis propria revealed that the neoplastic lesion comprised spindle cells. The tumor was slightly positive for c-kit and positive for CD34, DOG-1, and PDGFRA. Thus, GIST diagnosis was confirmed. Here, we report a rare case of GIST, in which the tumor was evaluated while it underwent structural changes in a short period of time.

_____

[1]Department of Gastroenterology, Chiba Tokushukai Hospital, Funabashi, Japan.

[2]Department of Pathology, Chiba Tokushukai Hospital, Funabashi, Japan.

[3]Department of Pathology, Faculty of Medicine, Fukuoka University, Fukuoka, Japan.

# 编辑后记

松本 主之　岩手医科大学内科学講座消化器内科消化管分野

本系列图书自出版之日起，作为以消化道疾病形态诊断的医学图书而不断受到关注，直到 1990 年左右，基本都是 X 线 / 内镜检查结果与病理检查结果的详细对比。也就是说，对比病变的肉眼观察和 X 线、内镜检查，从结果中推断出组织病理学发现是主要课题，高质量的组织病理学诊断是必不可少的。但是，随着影像学诊断方法的显著进步，特别是以图像增强内镜为中心的详细观察结果与病理结果的直接比较和检查已成为一个重要的课题。因此，将建立以不偏离病理检查结果的完美临床诊断为目标的诊断方法。在上面介绍的病例中，以早期胃癌研究会的中坚成员为主，当然，我自己也亲身参与其中，我们为读者介绍"过目难忘的病例"的同时，展示出对消化道诊断学的"热情"。

通读了本书的论文，强烈地感到，对于各作者认为"过目难忘"的病例，在实际诊断过程的某些地方一定是非常苦恼的。事实上，在很多情况下，最终诊断出的疾病在初诊时并未被列为鉴别疾病。此外，即使以读者的身份查看图像，也有许多疾病无法进行鉴别诊断。或许作者在经历了这个病例后，使得知识水平得到提高，并为能够为患者做出

贡献而感到振奋。接下来，图像增强内镜检查结果并没有被提及。这次展示的大部分图像可能是作者自己拍摄的。也就是说，我们在第一次观察时，通过 X 线和内镜图像，对具有冲击力的病例印象深刻。最后，值得注意的是病例的丰富多彩。在策划本书时，作者按领域进行了大致划分，并提出了病例，包括上皮性肿瘤、非上皮性肿瘤、炎症性疾病、形态异常等多种疾病，是完全没有重复的疾病。其主要原因是消化道疾病涉及范围极广，不同临床医生对其"过目难忘"的感受性也有很大差异。正是这种差异，反映了临床医生的能力，以及经验和知识。

本书发表的病例，大概是被作者珍藏在百宝箱最深处的。我希望各位读者不仅能通过查阅刊载的病例来学习，还能理解作者在诊断过程中的苦恼和喜悦，并尽可能与之共情。AI 诊断的基础是基于"难忘数据"的诊断，遗憾的是，AI 本身无法拥有"难忘"的体验。另外，即使 AI 诊断得到普及，我们作为临床医生也要日积月累地积累"难忘"的经验和知识。再次感谢提供宝贵经验的各位作者。